Novembro Azul e a Saúde do Homem Cristão
Segunda Edição

Jair Lima

Copyright © 2024-2025 Jair Lima
Segunda Edição

ALL RIGHTS RESERVED.
ISBN-13: 978-65-266-3280-2

ISBN-KDP: 9798346695660
ISBN-KDP2: 9798346697367

VERSÃO 1.4

FICHA CATALOGRÁFICA

LIMA, Jair
Novembro Azul e a Saúde do Homem Cristão / Jair Lima. – 2. ed. – Três Coroas/RS: Lima Editora do Brasil, 2025.
Inclui referências.

1. Saúde Masculina – Aspectos Religiosos. 2. Câncer de Próstata – Detecção precoce. 3. Novembro Azul – Cristianismo. 4. Homem Cristão – Saúde Física e Espiritual. I. Título.

CDD: 248.4
CDU: 2-67

DEDICATÓRIA

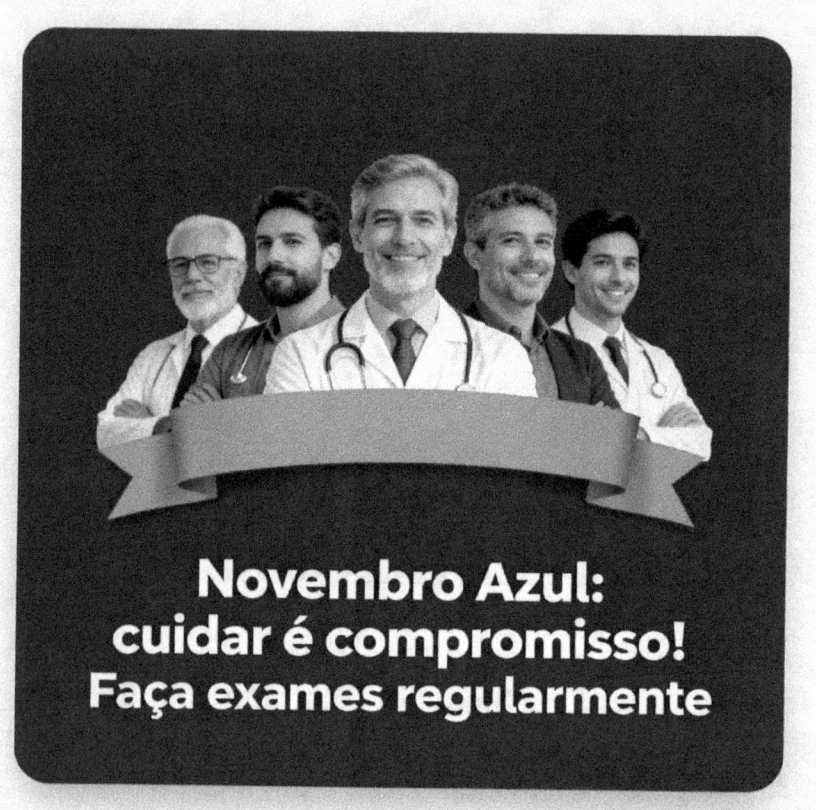

Aos homens de fé, que buscam viver plenamente o propósito de Deus em todas as áreas de suas vidas.
À minha esposa Carina e aos filhos Rayssa e Raysson, pelo apoio constante e pelo amor que me inspiram a cuidar e valorizar a vida.
E a todos os pastores, médicos e líderes cristãos que incentivam a saúde e a detecção precoce como atos de fé e responsabilidade.

Pr. Jair Lima

CONTEÚDO

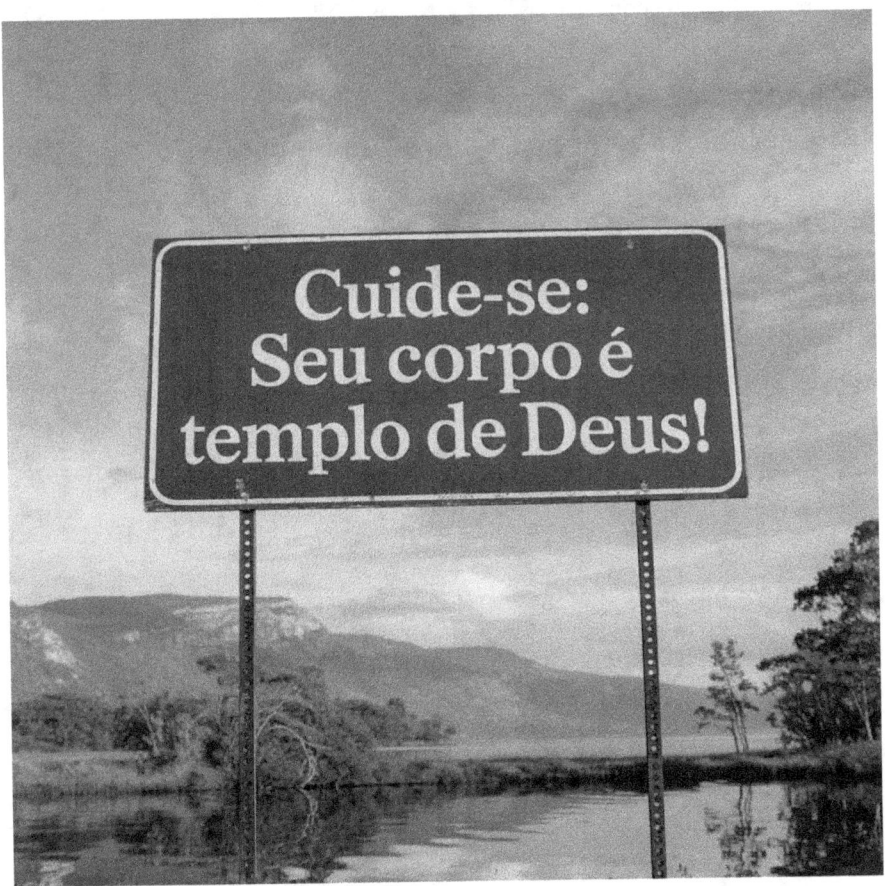

Ficha Catalográfica III

Dedicatória.. IV

Conteúdo

Conteúdo V

Agradecimentos X

Prefácio XII

    Prefácio da Segunda Edição XII

    A Origem do Novembro Azul: Um Chamado Global para a Saúde Masculina XIII

    Um Movimento com Propósitos Divinos XIV

    Reflexão para os Homens de Fé XIV

Introdução: Novembro Azul e a Saúde do Homem Cristão 1

    A importância do cuidado com a saúde masculina 1

    Novembro Azul: Uma campanha de conscientização e detecção precoce 2

    O chamado bíblico para cuidar do corpo como templo de Deus 3

    Deste livro 3

Capítulo 1: O Corpo como Templo do Espírito Santo 5

    Princípios bíblicos sobre o cuidado com o corpo 5

    A saúde física e a espiritualidade: uma relação necessária 6

    Superando preconceitos com a verdade bíblica 7

Capítulo 2: Entendendo o Câncer de Próstata 8

    O que é a próstata e qual sua função 12

    Como o câncer de próstata se desenvolve e afeta a saúde 13

    Estatísticas e a importância da Detecção Precoce para homens cristãos 13

Prevenção ou Detecção Precoce? 15

Capítulo 3: Detecção Precoce: Um Passo de Fé e Sabedoria 18

Exame de PSA e toque retal: o que são e como funcionam 18

Encarando o medo e os mitos sobre os exames de próstata 19

A responsabilidade cristã em cuidar de si e do próximo 20

Capítulo 4: A Importância da Família e da Comunidade ... 22

Como a família pode apoiar o homem na prevenção e no cuidado 22

O papel da igreja em promover a saúde e o bem-estar dos membros 23

Testemunhos de apoio e superação em família e na fé 24

Um Guia para a Esposa: O Papel da Apoiadora Fiel 25

Capítulo 5: Uma Vida Saudável para Glorificar a Deus 27

Alimentação, exercícios e hábitos saudáveis à luz das Escrituras 27

Práticas de autocuidado e bem-estar físico e mental 28

Como uma vida equilibrada fortalece nosso testemunho cristão 29

Capítulo 6: Vencendo Desafios com Fé e Perseverança ... 31

Enfrentando o diagnóstico: lidar com o câncer de próstata com esperança 31

A importância do apoio espiritual e da oração no tratamento 32

Histórias de homens que encontraram força em Deus para superar 33

Testemunho: "Deus Usou um Exame para Fortalecer Minha Fé" 34

Capítulo 7: A Batalha da Mente: Fé, Masculinidade e Saúde

Mental..36

O Peso do Silêncio e a Força da Vulnerabilidade..................37

Encarando os Gigantes: Medo, Ansiedade e Depressão..............37

Redefinindo a Força em Cristo..................................38

Capítulo 8: Conselhos Práticos e Orientações Médicas.....39

Perguntas frequentes sobre o câncer de próstata e o tratamento.........39

Dicas práticas para o homem cristão se cuidar melhor..................40

Recursos de apoio: onde buscar ajuda e informação confiável...........42

Capítulo 9: Reflexão Final: Saúde e Propósito em Deus ...44

Como o cuidado com a saúde nos aproxima de nossa missão..............44

O testemunho de um homem cristão que cuida do corpo e da alma.......45

Um convite à transformação e ao compromisso com a vida saudável....46

Um resumo sobre a saúde masculina para os homens cristãos............47

Como o PSA funciona?..51

Conclusão: Novembro Azul – Um Compromisso com a Vida e a Fé..54

O que os pastores estão Falando sobre o Novembro Azul?..............54

Um apelo à Detecção Precoce e ao autocuidado........................55

A importância de multiplicar o conhecimento entre irmãos na fé.......56

Nossa saúde e a missão cristã: vivendo para glorificar a Deus em cada aspecto..56

Epílogo..58

Esperança e Inovação: A Imunoterapia Brasileira contra o Câncer de Próstata 58

Gráfico (abaixo): Redução da Recorrência de Câncer de Próstata com Imunoterapia 60

Gráfico (acima): Redução da Mortalidade com Imunoterapia 61

Olhando para o Futuro da Saúde Masculina e da Medicina Preventiva.. 61

Posfácio: Mitos e Verdades sobre a Saúde do Homem Cristão 63

Apêndice: Guia Prático – Como sua Igreja pode Abraçar o Novembro Azul 66

Referências 69

Outras Obras 71

Sobre o Autor 74

AGRADECIMENTOS

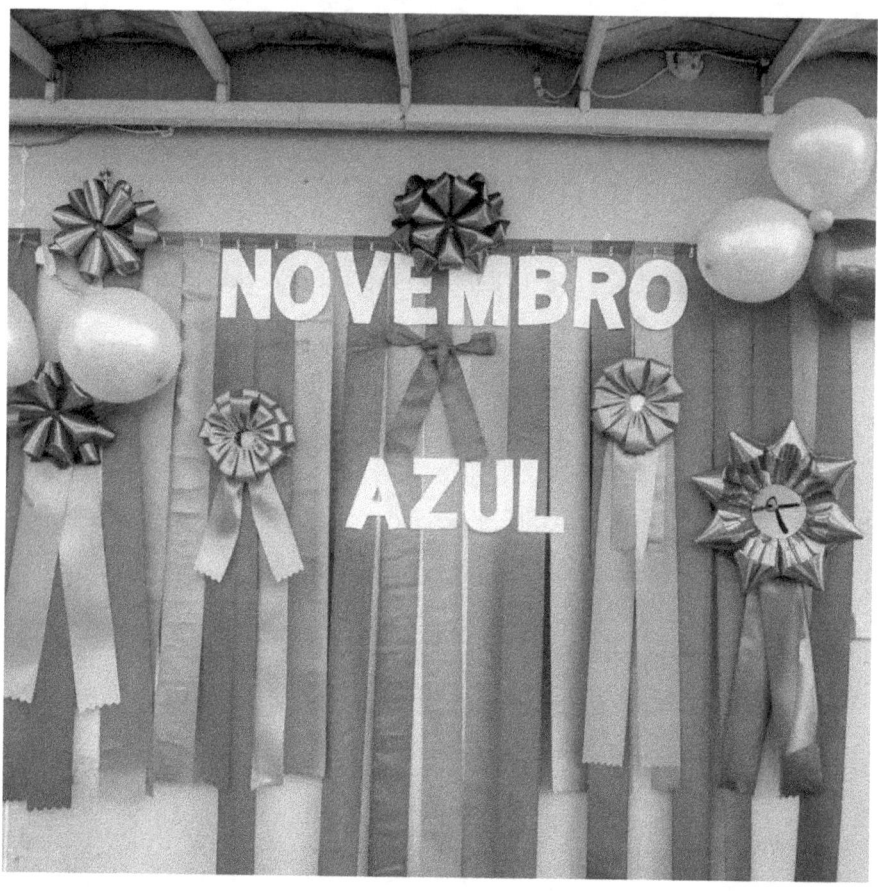

Agradeço, primeiramente, a Deus, pela vida e pela missão de inspirar homens a cuidar de seus corpos como templos do Espírito Santo.

À minha família, minha esposa Carina e filhos Rayssa e Raysson, pelo amor, paciência e incentivo ao longo de cada etapa deste livro. Vocês são minha força e inspiração diária.

Aos amigos e colegas que dedicam suas vidas à saúde e ao bem-estar do próximo. Em especial, agradeço aos profissionais da área da saúde e aos pastores que, com

coragem e compromisso, promovem o cuidado com o corpo e a alma, unindo ciência e fé para ajudar outros a viverem em plenitude.
Por fim, agradeço a cada leitor que decidiu embarcar nesta jornada de conscientização e fé. Que este livro possa fortalecer sua vida e inspirar novas gerações a verem a saúde como parte integral do chamado divino.

PREFÁCIO

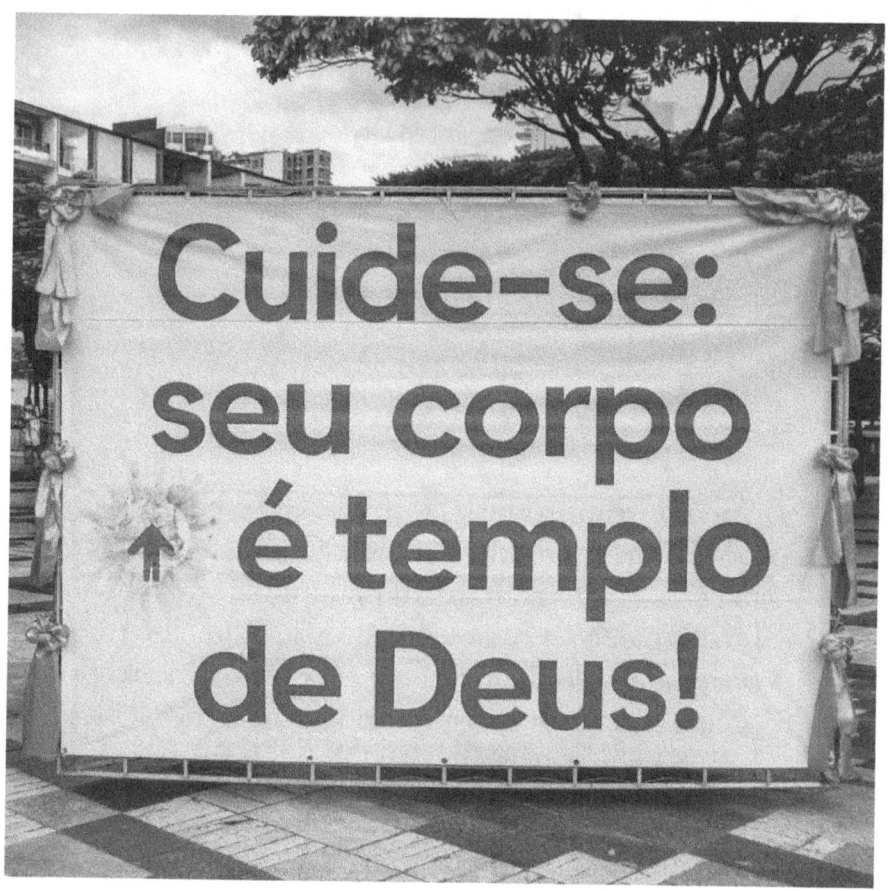

PREFÁCIO DA SEGUNDA EDIÇÃO

Com o coração repleto de gratidão a Deus, apresento a segunda edição de "Novembro Azul e a Saúde do Homem Cristão". Quando a primeira edição veio ao mundo, minha oração era que ela servisse como uma semente, plantada para despertar homens de fé sobre a importância de cuidar do corpo como um ato de responsabilidade espiritual. Hoje, posso testemunhar com alegria que essa semente encontrou terra fértil.

Recebi inúmeras mensagens de leitores, pastores e famílias que não apenas leram, mas aplicaram estes ensinamentos, transformando o diálogo sobre a saúde masculina em suas casas e igrejas. Agradeço imensamente por cada *feedback*, cada testemunho e cada sugestão compartilhada. Foi esse retorno valioso que me inspirou a aprofundar e refinar esta obra.

O propósito desta nova edição permanece o mesmo: construir uma ponte sólida entre a sabedoria das Escrituras e o cuidado prático com a saúde. No entanto, buscamos tornar essa jornada ainda mais clara e impactante. Nesta versão, você encontrará informações atualizadas, seções revisadas para maior clareza e uma abordagem ainda mais aprofundada sobre os desafios emocionais e mentais que acompanham a jornada da saúde, sempre à luz da Palavra de Deus.

Que este livro continue a ser uma ferramenta nas mãos de Deus para quebrar tabus, vencer o medo e fortalecer nosso compromisso com a vida que Ele nos deu. Que cada página renove sua decisão de honrar ao Senhor com um corpo saudável e uma fé inabalável.

Em Cristo,
Pr. Jair Lima Outono de 2025

A ORIGEM DO NOVEMBRO AZUL: UM CHAMADO GLOBAL PARA A SAÚDE MASCULINA

O movimento Novembro Azul teve sua origem em 2003, na Austrália, quando um grupo de amigos decidiu deixar crescer bigodes durante o mês de novembro para chamar a atenção para a saúde masculina. Esse grupo, que inicialmente focava na conscientização sobre o câncer de próstata e na importância da saúde mental para os homens, acabou inspirando uma campanha global que logo seria conhecida como "Movember" – uma combinação das palavras "moustache" (bigode) e "November".

A ideia se espalhou rapidamente e, em poucos anos, campanhas similares começaram a surgir em outros países, adaptando-se aos contextos e necessidades locais. No Brasil, esse movimento foi incorporado ao "Novembro Azul", ampliando seu alcance e enfatizando a necessidade de exames, especialmente o PSA e o toque retal, que são fundamentais na detecção precoce do câncer de próstata.

UM MOVIMENTO COM PROPÓSITOS DIVINOS

Como cristãos, somos ensinados a cuidar do corpo, que é templo do Espírito Santo (1 Coríntios 6:19-20). O Novembro Azul nos lembra que o cuidado com a saúde masculina é mais do que uma responsabilidade pessoal; é um ato de adoração e uma expressão de amor por aqueles que nos rodeiam. A Bíblia nos alerta: *"O prudente vê o mal e esconde-se; mas os simples passam e sofrem a pena"* (Provérbios 22:3). Assim, a detecção precoce é um passo de fé, uma atitude de vigilância e prudência.

A campanha Novembro Azul nos exorta a superar medos e preconceitos que ainda cercam o exame de próstata. Ela nos convida a refletir sobre a saúde como uma bênção de Deus, algo que Ele nos confiou para que possamos viver plenamente nossa missão e servir ao próximo com disposição. Cada exame feito, cada ação adotada é um passo para viver a plenitude da vida que Deus deseja para nós.

REFLEXÃO PARA OS HOMENS DE FÉ

Em todo o mundo, milhares de homens deixam crescer bigodes, vestem-se de azul e compartilham histórias para lembrar outros homens sobre a importância dos exames. Cada gesto, por menor que pareça, é um símbolo de unidade, responsabilidade e compaixão. Como médico, posso afirmar que a detecção precoce é uma forma prática de mostrar amor ao próximo e de honrar o plano divino para nossa saúde.

Que o Novembro Azul seja mais do que um mês de conscientização – seja um convite à mudança, à superação de barreiras culturais e ao fortalecimento da fé através do cuidado do corpo. Ao adotarmos esse compromisso, damos testemunho de uma vida dedicada à glória de Deus, refletindo o amor e o zelo com que Ele nos criou.

Dr. Marlon Cenci
CRM 36966

Marlon Cenci, nascido em Barracão-PR em 16/01/1987.
Estudou em escola pública até se formar no terceiro ano.
Cursou medicina na faculdade Unisc, se formou clínico geral no ano de 2012. Desde então trabalha como médico emergencista e médico da família no litoral norte. Foi médico Diretor técnico do PA 24h de Arroio do sal. No momento está cursando pós em Medicina do trabalho pela faculdade UNY Leila.

Dr. Tiago Arzeno Ferrão

Médico clínico geral, formado em 2002 pela Fundação Faculdade Federal de Ciências Médicas de Porto Alegre. Trabalha há 18 anos como médico de estratégia de saúde da família e há 10 anos como médico do sindicato dos sapateiros. Foi secretário de saúde e assistência social e participou de conselhos de saúde, assistência social e da pessoa idosa. Trabalhou como plantonista e foi do conselho curador do Hospital Dr. Oswaldo Diesel.

INTRODUÇÃO: NOVEMBRO AZUL E A SAÚDE DO HOMEM CRISTÃO

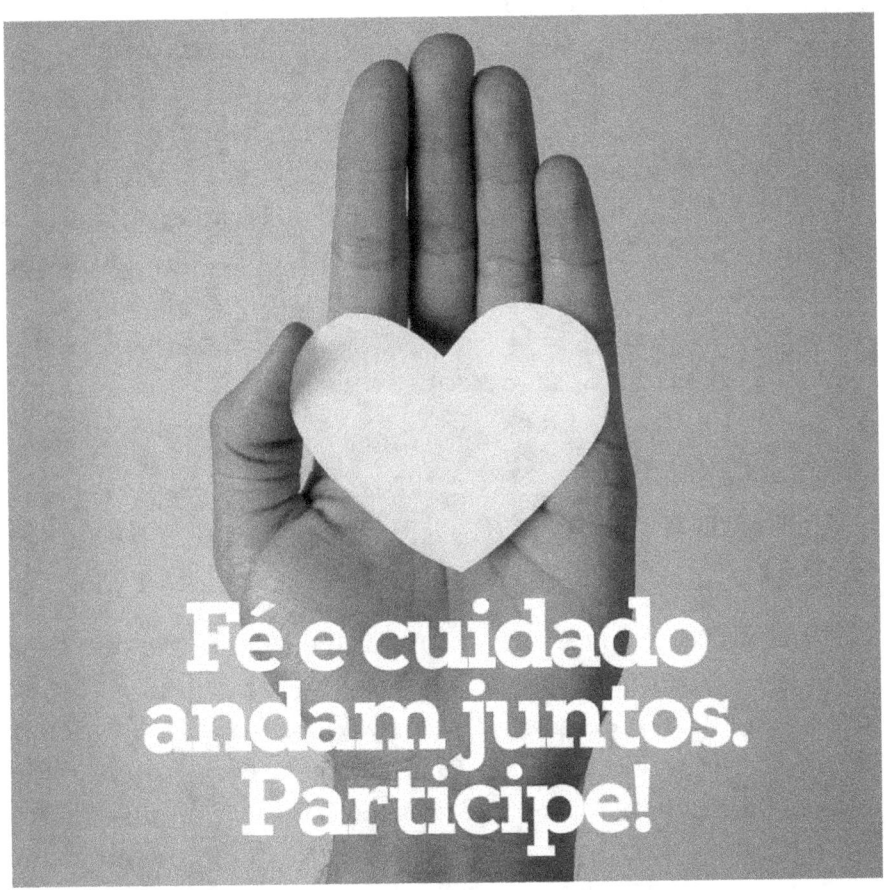

A IMPORTÂNCIA DO CUIDADO COM A SAÚDE MASCULINA

Como homens cristãos, somos chamados a viver em plenitude, cuidando de todos os aspectos da nossa vida. Contudo, muitos ainda ignoram a saúde como parte integral de nossa caminhada espiritual. O Novembro Azul nos lembra que o cuidado com a saúde é um dever que não deve ser adiado ou negligenciado. Em Provérbios 27:12, lemos: "*O avisado vê o mal e esconde-se; mas os simples passam e sofrem a pena.*" Este versículo nos mostra que a sabedoria consiste em antecipar-se ao perigo, e a detecção precoce é um ato de responsabilidade e prudência.

O câncer de próstata, um dos principais focos do Novembro Azul, é o segundo tipo mais comum entre os homens, mas também um dos que mais pode ser tratado quando detectado cedo. Entretanto, o silêncio sobre a saúde masculina, movido pelo medo e pelo preconceito, ainda é uma barreira. A Bíblia nos chama a vencer o medo e buscar sabedoria: "*Porque Deus não nos deu o espírito de temor, mas de fortaleza, e de amor, e de moderação*" (2 Timóteo 1:7). Assim, encarar o cuidado da saúde com coragem é um ato de amor próprio e de amor a Deus.

NOVEMBRO AZUL: UMA CAMPANHA DE CONSCIENTIZAÇÃO E DETECÇÃO PRECOCE

Novembro Azul é uma campanha que busca quebrar preconceitos e informar a população masculina sobre a importância dos exames. Esse movimento não é apenas sobre médicos ou exames, mas sobre o compromisso de cada homem com sua própria saúde, com sua família e com Deus. Não é incomum que os homens relutem em fazer exames, mas a Bíblia nos convida a viver em prudência, a buscar conhecimento e a ser diligentes com o que nos foi confiado.

Podemos nos inspirar na exortação de Oséias 4:6: "*O meu povo foi destruído, porque lhe faltou o conhecimento.*" Não devemos permitir que a falta de informação e o medo nos afastem do que é certo. Novembro Azul é, portanto, uma oportunidade de redescobrir o valor da informação e da detecção precoce como atos de responsabilidade.

O CHAMADO BÍBLICO PARA CUIDAR DO CORPO COMO TEMPLO DE DEUS

A Palavra de Deus nos ensina que nosso corpo é mais que uma estrutura física; ele é o templo do Espírito Santo. Em 1 Coríntios 6:19-20, lemos: "*Ou não sabeis que o vosso corpo é o templo do Espírito Santo, que habita em vós, proveniente de Deus, e que não sois de vós mesmos? Porque fostes comprados por preço; glorificai, pois, a Deus no vosso corpo.*" Esse chamado nos lembra que a saúde é uma forma de adoração. Cuidar do corpo não é apenas uma questão pessoal, mas um ato de louvor e reverência ao Criador.

Ao entender o corpo como um templo sagrado, cuidamos dele com diligência e zelo. O autocuidado não é um ato egoísta, mas um dever espiritual. Cuidar da saúde significa estar preparado para cumprir o propósito que Deus tem para nossas vidas, servindo-O e amando o próximo. A campanha Novembro Azul reforça essa necessidade de atenção com o nosso corpo, nos convidando a rever nossos hábitos, a buscar conhecimento e a nos abrir para os cuidados médicos.

DESTE LIVRO

Este livro nasceu da percepção de uma lacuna importante: a ausência de materiais que abordem o Novembro Azul a partir de uma perspectiva cristã. Enquanto a campanha de conscientização se espalha globalmente, faltam recursos que integrem os ensinamentos bíblicos com a prática do autocuidado e a importância da saúde masculina. Como cristãos, somos chamados a cuidar do corpo como um ato de fé e responsabilidade, e este livro busca trazer orientações claras e fundamentadas nas Escrituras para que homens de fé possam compreender e adotar a detecção precoce como parte de sua jornada espiritual e física.

Ao longo deste livro, exploraremos o papel da saúde na vida do homem cristão, reconhecendo que o cuidado com o corpo é parte do plano divino. A saúde nos dá a força necessária para viver uma vida de fé, de serviço e de testemunho. Que este livro seja um guia para que você, homem de Deus, valorize sua vida e sua saúde, honrando a Deus em todas as áreas.

CAPÍTULO 1: O CORPO COMO TEMPLO DO ESPÍRITO SANTO

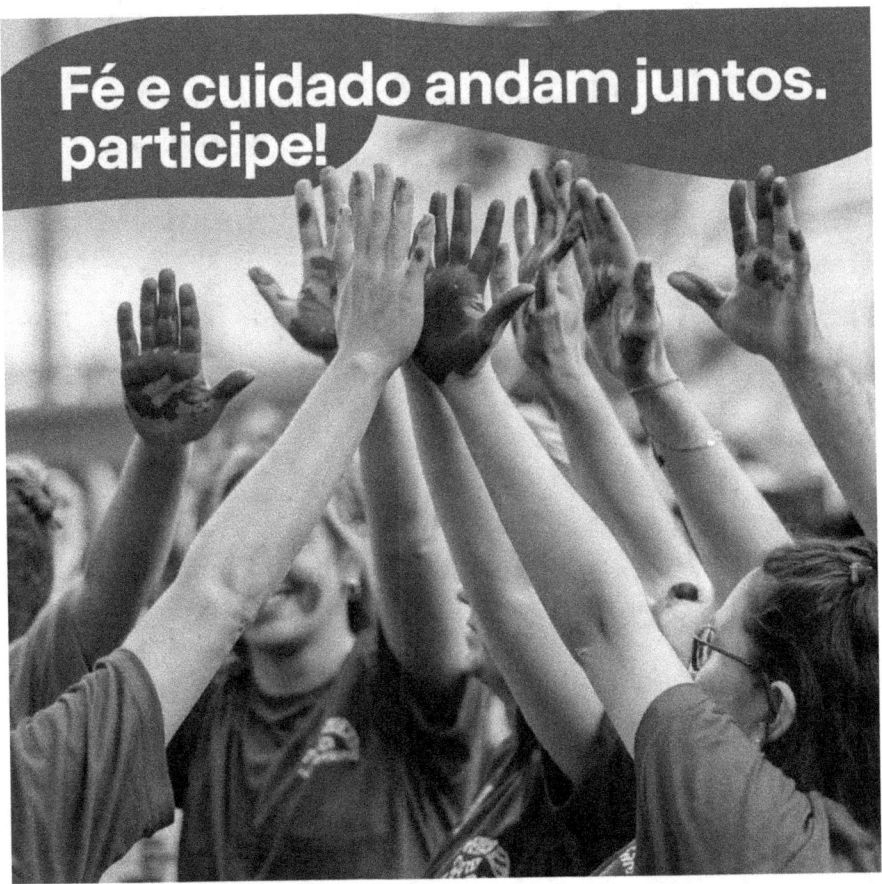

PRINCÍPIOS BÍBLICOS SOBRE O CUIDADO COM O CORPO

A Bíblia ensina que o corpo não é apenas um organismo físico, mas um espaço sagrado onde habita o Espírito Santo. Este entendimento nos chama a uma atitude de reverência e cuidado em relação ao corpo. Em 1 Coríntios 6:19-20, está escrito: *"Ou não sabeis que o vosso corpo é o templo do Espírito*

Santo, que habita em vós, proveniente de Deus, e que não sois de vós mesmos? Porque fostes comprados por preço; glorificai, pois, a Deus no vosso corpo." Este versículo nos lembra que o corpo pertence a Deus, e cuidar dele é uma forma de glorificar ao Senhor.

Os princípios bíblicos sobre o cuidado com o corpo nos levam a uma vida de disciplina e responsabilidade. Assim como cuidamos do templo onde nos reunimos para adorar, também devemos cuidar do nosso corpo, sendo zelosos em manter a saúde, evitando excessos e buscando hábitos que promovam bem-estar. Este é um ato de obediência e gratidão pelo dom da vida que Deus nos concedeu.

A SAÚDE FÍSICA E A ESPIRITUALIDADE: UMA RELAÇÃO NECESSÁRIA

O cuidado com a saúde física e o crescimento espiritual não são caminhos isolados; eles se complementam e sustentam mutuamente. A Bíblia é repleta de ensinamentos sobre a importância de viver em equilíbrio, onde o físico, o mental e o espiritual coexistem harmoniosamente. Em 3 João 1:2, vemos o desejo de bem-estar integral: "*Amado, desejo que te vá bem em todas as coisas e que tenhas saúde, assim como bem vai a tua alma.*"

Quando negligenciamos a saúde física, podemos comprometer nossa capacidade de servir a Deus e aos outros. A energia para pregar o Evangelho, apoiar nossa família e participar da igreja está ligada à saúde que mantemos. Portanto, cultivar a saúde física também é um ato de preparação espiritual, nos fortalecendo para viver o chamado divino.

Este cuidado também nos capacita a enfrentar as dificuldades com mais força e fé, lembrando-nos de que o Senhor nos deseja fortes e bem dispostos. A espiritualidade é, então, fortalecida pela saúde física, pois nos permite honrar o propósito para o qual fomos criados, agindo como testemunhas de Cristo em plenitude.

SUPERANDO PRECONCEITOS COM A VERDADE BÍBLICA

Infelizmente, muitos homens ainda carregam preconceitos em relação ao autocuidado e à prevenção de doenças, especialmente quando envolve procedimentos médicos. Em algumas culturas e contextos, cuidar da saúde é visto erroneamente como um sinal de fraqueza ou falta de fé. Porém, a Bíblia nos ensina o contrário: cuidar do corpo é um ato de sabedoria e responsabilidade. Provérbios 3:7-8 nos orienta: *"Não sejas sábio a teus próprios olhos; teme ao Senhor e aparta-te do mal. Isso será saúde para o teu âmago, e medula para os teus ossos."*

Esse preconceito é superado quando olhamos para a verdade bíblica, que nos ensina que a prudência e o autocuidado não são falta de fé, mas sim expressões de uma fé madura e responsável. A saúde não é inimiga da fé; ela é uma extensão da responsabilidade que temos diante de Deus. Superar o preconceito é dar o passo necessário para que possamos viver uma vida longa e plena para honrar o Senhor, sem medos ou tabus.

A fé e a saúde caminham juntas, fortalecendo-nos em cada desafio. Lembrando que fomos criados à imagem de Deus e que Ele nos dotou de inteligência e sabedoria para nos cuidarmos, rejeitamos as ideias que nos afastam desse compromisso. Que este capítulo nos inspire a tratar o corpo com o respeito que ele merece, não por vaidade, mas por amor e reverência ao nosso Criador.

CAPÍTULO 2: ENTENDENDO O CÂNCER DE PRÓSTATA

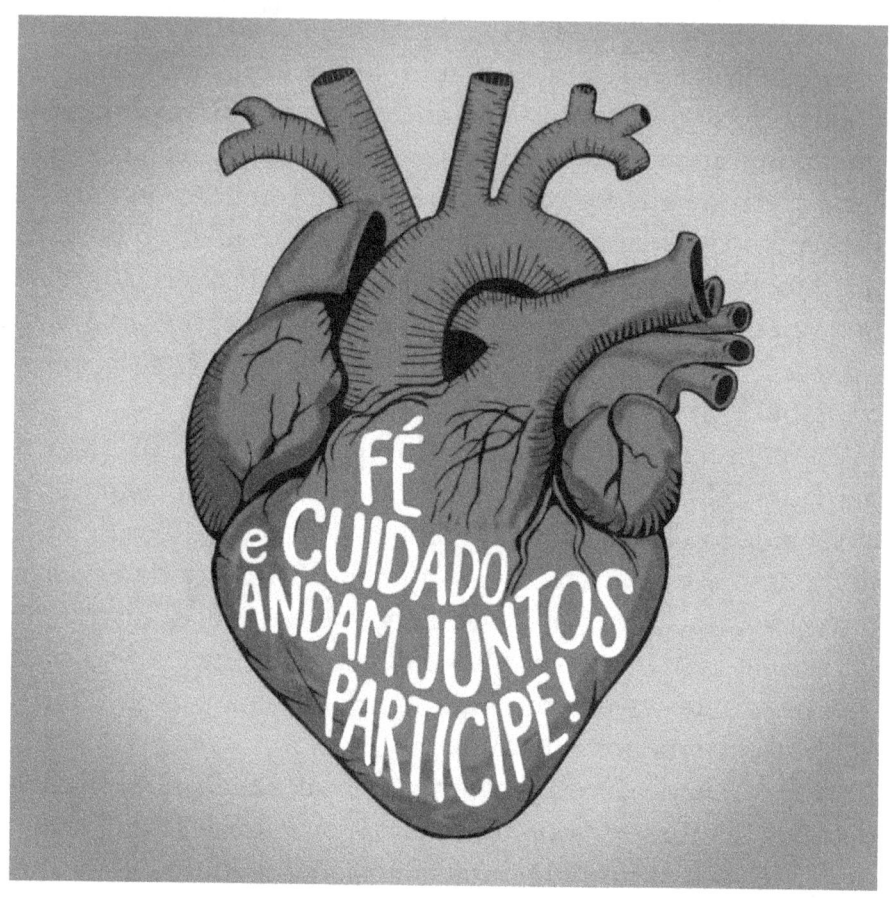

Gráficos informativos sobre o Novembro Azul, campanha focada na conscientização sobre a saúde do homem, especialmente sobre o câncer de próstata.

Gráfico de Barras - Incidência por Faixa Etária:

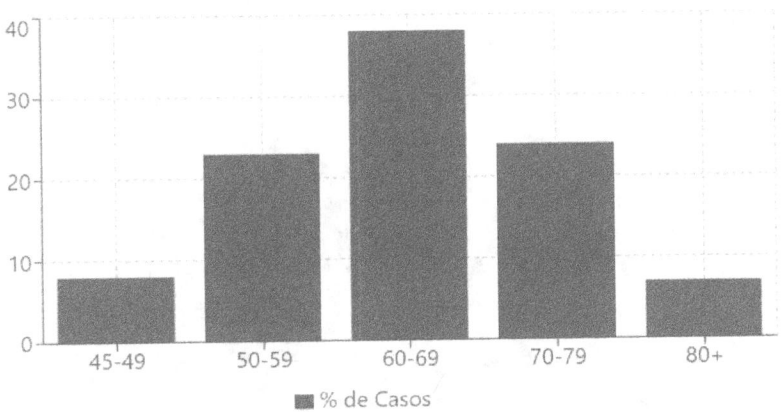

Incidência por Faixa Etária

- Mostra a distribuição de casos por idade
- Ajuda a destacar que o risco aumenta com a idade
- Usa barras azuis para manter a identidade visual da campanha

Gráfico de Pizza - Fatores de Risco:

Fatores de Risco

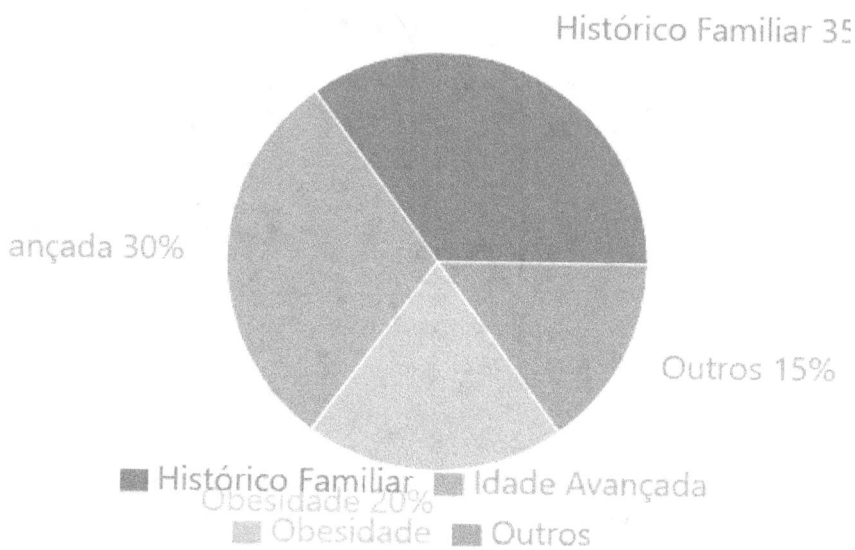

- Apresenta os principais fatores de risco
- Usa cores diferentes para facilitar a distinção
- Inclui porcentagens para melhor compreensão

Gráfico de Linha - Tendência de Diagnósticos:

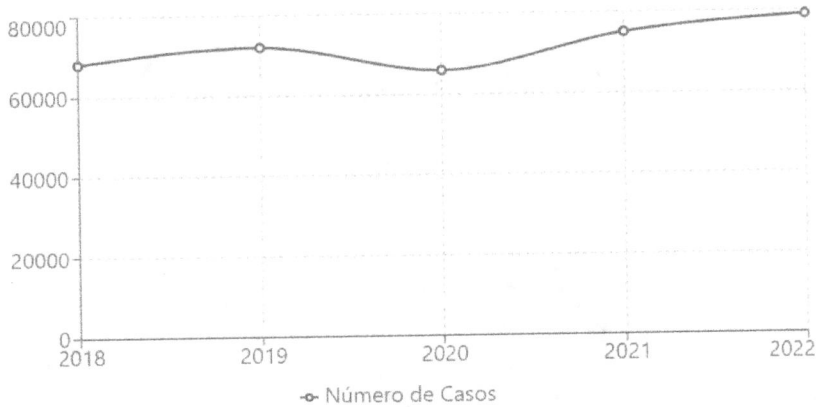

- Mostra a evolução dos casos ao longo dos anos
- Permite visualizar o crescimento do número de diagnósticos
- Inclui uma leve queda em 2020 (possivelmente devido à pandemia)

Gráfico de Taxa de Incidência de Tipos de Câncer Masculino

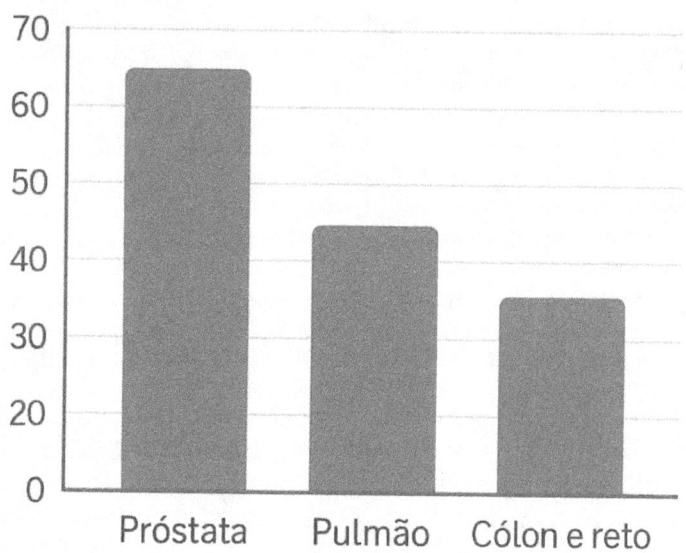

O QUE É A PRÓSTATA E QUAL SUA FUNÇÃO

A próstata é uma pequena glândula localizada abaixo da bexiga e à frente do reto, que faz parte do sistema reprodutor masculino. Sua principal função é produzir um líquido que compõe o sêmen, protegendo e nutrindo os espermatozoides durante o processo de fertilização. A próstata envolve a uretra, o canal por onde passa a urina e o sêmen, e seu tamanho tende a aumentar com a idade, o que pode afetar a saúde e o bem-estar do homem.

Na Bíblia, somos lembrados de que o corpo é uma criação

de Deus, cada parte com seu propósito específico. Assim como o salmista expressa em Salmos 139:14: "*Eu te louvarei, porque de um modo assombroso e tão maravilhoso fui feito; maravilhosas são as tuas obras, e a minha alma o sabe muito bem.*" Com esse entendimento, devemos valorizar cada aspecto do corpo e cuidar para que ele permaneça saudável.

COMO O CÂNCER DE PRÓSTATA SE DESENVOLVE E AFETA A SAÚDE

O câncer de próstata ocorre quando células da próstata começam a crescer de maneira desordenada, formando um tumor maligno. Esse crescimento anormal pode ser lento, levando anos para apresentar sintomas, ou pode ser mais agressivo, se espalhando rapidamente para outros órgãos. Entre os sintomas mais comuns estão dificuldades para urinar, dor ao urinar, sangue na urina ou no sêmen e dor na região pélvica ou lombar.

A presença de um tumor maligno na próstata pode impactar diretamente a qualidade de vida, interferindo não apenas na saúde física, mas também no bem-estar emocional e espiritual. A Bíblia nos orienta a enfrentar as dificuldades com fé e coragem. Em Josué 1:9, lemos: "*Não te mandei eu? Esforça-te e tem bom ânimo; não temas, nem te espantes; porque o Senhor, teu Deus, está contigo, por onde quer que andares.*" Com essa confiança, homens cristãos são chamados a enfrentar os desafios de saúde, buscando tratamento e confiando na força que vem do Senhor.

ESTATÍSTICAS E A IMPORTÂNCIA DA DETECÇÃO PRECOCE PARA HOMENS CRISTÃOS

O câncer de próstata é o segundo tipo de câncer mais comum entre homens no mundo, sendo especialmente prevalente em homens com mais de 50 anos.

> Dados apontam que 1 em cada 8 homens será diagnosticado com câncer de próstata em algum momento da vida.

O câncer de próstata é uma preocupação de saúde pública significativa em todo o mundo. Representando 13,5% de todos os casos de câncer globalmente, ele é o segundo tipo mais comum entre os homens no Brasil, ficando atrás apenas do câncer de pele não melanoma. Dados estimam que cerca de 72 mil novos casos surjam anualmente no país[1], correspondendo a aproximadamente 30% dos tumores malignos em homens. Esses números alarmantes reforçam a necessidade de uma abordagem proativa, incluindo exames regulares e conscientização, especialmente entre homens cristãos que são chamados a cuidar de seus corpos como templos do Espírito Santo.

Esses números demonstram a importância de uma conscientização ativa e de exames regulares.

A detecção precoce é uma prática que se alinha aos ensinamentos bíblicos sobre prudência e sabedoria. Em Provérbios 4:7, somos aconselhados: "*A sabedoria é a principal coisa; adquire, pois, a sabedoria; emprega tudo o que possuis na aquisição de entendimento.*" Entender o câncer de próstata e tomar medidas para detectar precocemente a doença é uma forma de aplicar a sabedoria e de proteger o dom da vida.

Ao contrário de cânceres como o colorretal, que podem ser prevenidos ao remover pólipos, o câncer de próstata não pode ser prevenido de forma absoluta. Exames como PSA e toque retal são ferramentas de acompanhamento para identificar a doença em estágios iniciais. Embora a detecção precoce melhore as chances de tratamento bem-sucedido, não elimina o risco de surgimento do câncer.

---

[1] Segundo a estimativa do INCA para o triênio 2023-2025

O Novembro Azul é uma campanha importante, pois lembra aos homens a necessidade de vencer o preconceito e buscar a saúde como uma bênção de Deus. Homens cristãos, em especial, têm a responsabilidade de cuidar de si mesmos, não apenas por sua própria vida, mas também para serem um apoio saudável para suas famílias e para a Igreja. A saúde de cada homem é uma bênção que deve ser mantida com gratidão e responsabilidade.

PREVENÇÃO OU DETECÇÃO PRECOCE?

Os 3 Pilares

Conscientização

Sobre o câncer de próstata

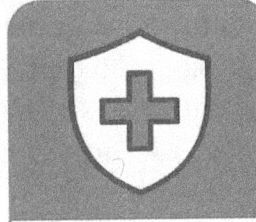

Prevenção

Encorajamento ao diagnóstico precoce

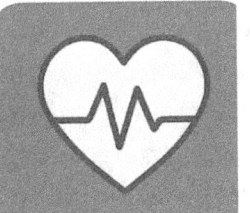

Saúde

Autocuidado masculino

Ao abordar o câncer de próstata, frequentemente nos deparamos com os termos "prevenção" e "detecção precoce". É essencial diferenciar esses conceitos para que homens cristãos compreendam melhor como cuidar de sua saúde com sabedoria e fé.

A palavra "prevenção" sugere medidas que podem evitar completamente o surgimento de uma doença. Em casos como o câncer de intestino, por exemplo, a remoção preventiva de pólipos durante uma colonoscopia pode reduzir significativamente o risco de desenvolvimento do câncer. No entanto, no caso do câncer de próstata, a ciência médica nos ensina que, até o momento, não existe uma maneira de prevenir completamente a doença. Isso ocorre porque os fatores que contribuem para o surgimento desse câncer – como idade, histórico familiar e algumas predisposições genéticas – estão fora do nosso controle.

Por outro lado, a detecção precoce desempenha um papel fundamental. Ela nos permite identificar a presença do câncer em estágios iniciais, quando o tratamento é mais eficaz e as chances de cura são significativamente maiores. Exames como o PSA (Antígeno Prostático Específico) e o toque retal não impedem o surgimento da doença, mas ajudam a monitorar a saúde da próstata e a identificar alterações antes que os sintomas se tornem graves.

A detecção precoce é um ato de prudência e responsabilidade. Embora não possamos evitar completamente que o câncer se manifeste, somos chamados a agir com sabedoria e aproveitar os recursos que Deus colocou à nossa disposição para cuidar do corpo que Ele nos confiou.

Portanto, ao refletir sobre a saúde da próstata, é mais apropriado falar em detecção precoce do que em prevenção. Isso não significa que hábitos saudáveis – como uma dieta equilibrada, exercícios regulares e controle do estresse – não sejam importantes. Eles ajudam a promover o bem-estar geral e a fortalecer o corpo, mas não eliminam completamente o risco de câncer de próstata.

Como homens cristãos, somos chamados a viver com responsabilidade, cuidando de nós mesmos e incentivando outros a fazer o mesmo. A detecção precoce não é apenas uma questão de saúde, mas uma expressão de cuidado com o dom da vida. Ao buscarmos exames regulares e tomarmos medidas práticas, estamos demonstrando nosso compromisso com Deus e com aqueles que nos amam. Que esta reflexão nos inspire a agir com fé e coragem, confiando que, em todas as coisas, o Senhor está conosco.

Este capítulo busca oferecer o conhecimento necessário para compreender o câncer de próstata e a importância de exames, como o PSA e o toque retal. Ao tomarmos decisões informadas e agirmos com prudência, seguimos o caminho da sabedoria e honramos ao Senhor com nosso cuidado e gratidão pelo corpo que Ele nos deu.

CAPÍTULO 3: DETECÇÃO PRECOCE: UM PASSO DE FÉ E SABEDORIA

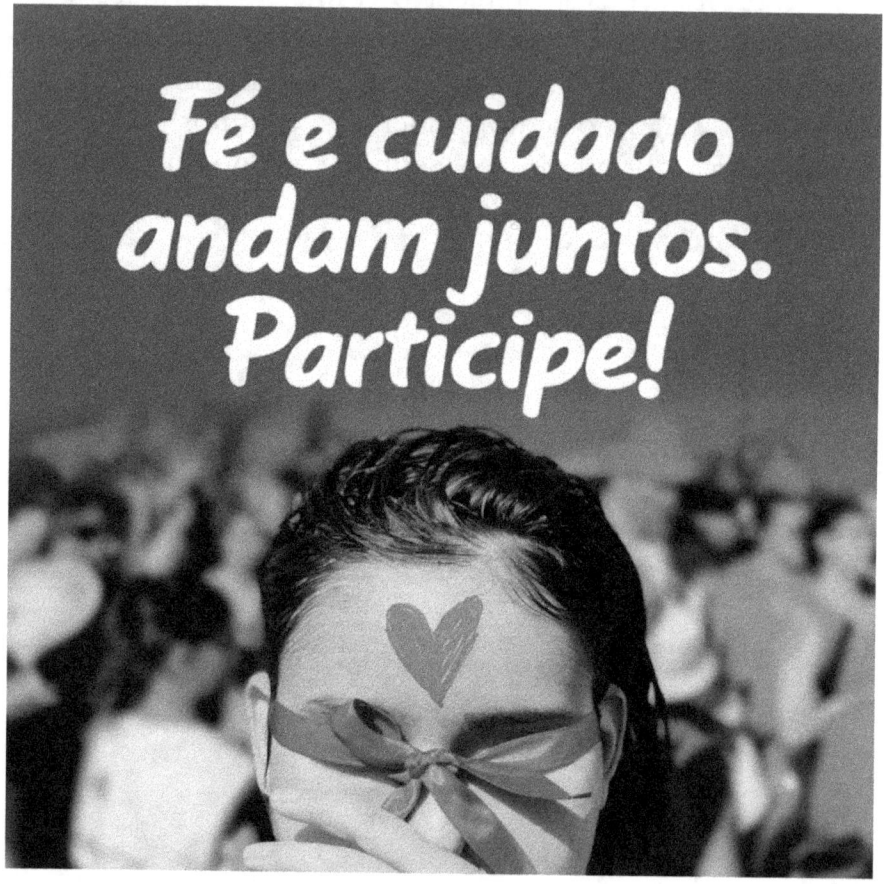

EXAME DE PSA E TOQUE RETAL: O QUE SÃO E COMO FUNCIONAM

A detecção precoce é a primeira linha de defesa contra o câncer de próstata, e o exame de PSA e o toque retal são fundamentais para identificar precocemente qualquer alteração na próstata. O exame de PSA (Antígeno Prostático

Específico) é um exame de sangue que mede os níveis de uma proteína produzida pela próstata. Níveis elevados podem indicar uma anormalidade, como inflamação, aumento benigno ou até mesmo câncer.

O toque retal, embora muitas vezes cercado de preconceitos, é um exame rápido e simples que permite ao médico avaliar a forma, tamanho e textura da próstata, detectando nódulos ou alterações suspeitas. Juntos, esses exames aumentam significativamente a capacidade de diagnóstico precoce, facilitando o tratamento.

ENCARANDO O MEDO E OS MITOS SOBRE OS EXAMES DE PRÓSTATA

Infelizmente, muitos homens ainda evitam esses exames devido a tabus e mitos, o que acaba prejudicando sua saúde. A Bíblia nos orienta a buscar sabedoria e a encarar os desafios com coragem. Em 2 Timóteo 1:7, lemos: *"Porque Deus não nos deu o espírito de temor, mas de fortaleza, e de amor, e de moderação."* Esse versículo nos encoraja a abandonar o medo e agir com sabedoria.

A resistência ao exame de próstata muitas vezes vem de estigmas culturais e do receio de encarar a possibilidade de um diagnóstico difícil. Contudo, é preciso lembrar que Deus nos chama a cuidar da vida com prudência. Encarar o exame de PSA e o toque retal, quando necessário, é uma demonstração de amor próprio e de confiança em Deus, que nos deu o discernimento para buscar a detecção precoce como uma forma de preservação.

Jesus, ao longo de Seu ministério, curou muitos doentes e chamou a todos para uma vida plena. Da mesma forma, devemos agir com o compromisso de manter nossa saúde, enxergando os exames como instrumentos de proteção e cuidado. Em Provérbios 3:5-6, lemos: *"Confia no Senhor de todo o teu coração e não te estribes no teu próprio entendimento. Reconhece-o* em todos os teus caminhos, e ele endireitará as tuas veredas." Confiar em Deus também significa agir com responsabilidade, reconhecendo que a ciência e a medicina são instrumentos dados por Ele para nosso bem-estar.

A RESPONSABILIDADE CRISTÃ EM CUIDAR DE SI E DO PRÓXIMO

Como homens cristãos, temos uma responsabilidade não apenas de cuidar de nós mesmos, mas também de sermos exemplos para os que estão ao nosso redor. Quando nos preocupamos com nossa saúde, influenciamos positivamente nossas famílias e comunidades, transmitindo a importância de viver de forma consciente e preventiva.

A Bíblia nos ensina em 1 Coríntios 10:31: *"Portanto, quer comais quer bebais, ou façais outra coisa, fazei tudo para glória de Deus."* Essa instrução nos lembra que todas as nossas ações, inclusive o cuidado com a saúde, devem ser para a glória de Deus. Ao cuidar de nosso corpo, mostramos respeito pelo dom da vida que Ele nos deu e podemos servir de maneira plena, honrando-O com nossa saúde e energia.

Além disso, encorajar outros homens a vencerem o medo e realizarem exames preventivos é uma forma de ministério. Assim como Jesus cuidou dos enfermos, somos chamados a apoiar nossos irmãos, incentivando-os a tomar as medidas necessárias para preservar sua saúde. Essa atitude é uma expressão de amor e de cuidado com o próximo, pois quem ama se preocupa com o bem-estar do outro.

Este capítulo convida cada homem cristão a dar um passo de fé e sabedoria, deixando de lado o medo e aceitando a responsabilidade de cuidar do corpo que Deus confiou a cada um de nós. Ao fazer isso, mostramos nossa confiança no Senhor e nos preparamos para uma vida saudável, para servir a Ele e aos outros. Que possamos transformar essa prevenção em um testemunho de fé e compromisso com a vida.

CAPÍTULO 4: A IMPORTÂNCIA DA FAMÍLIA E DA COMUNIDADE

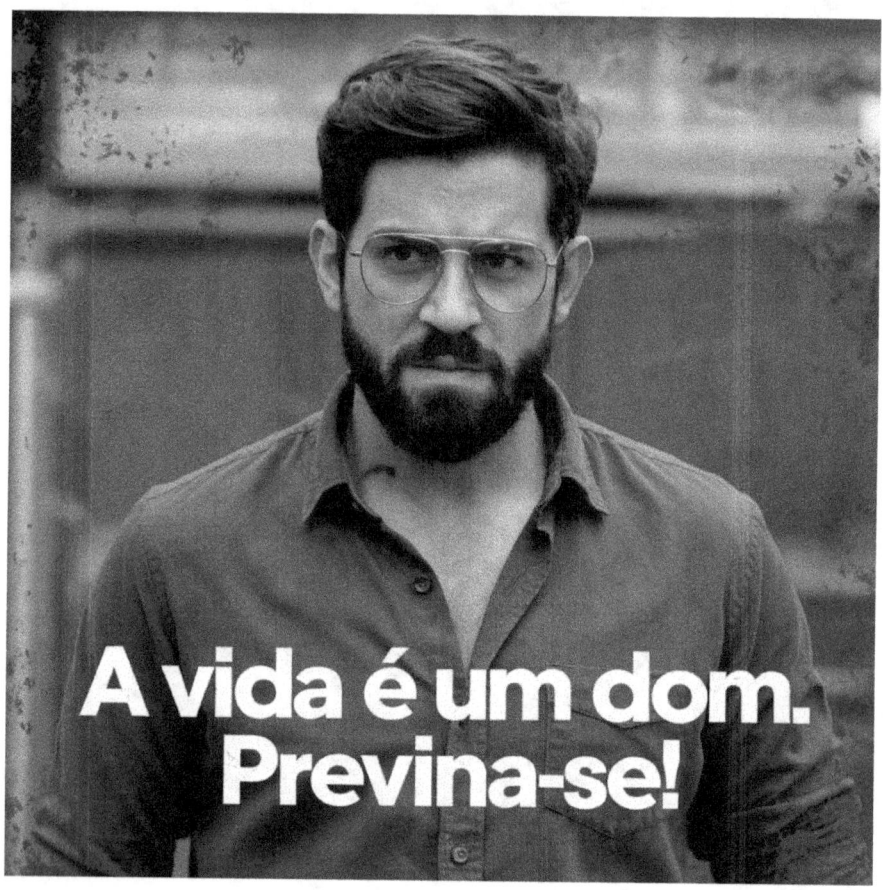

COMO A FAMÍLIA PODE APOIAR O HOMEM NA PREVENÇÃO E NO CUIDADO

A família desempenha um papel essencial no apoio ao homem em relação à saúde. Como cristãos, sabemos que Deus nos criou para viver em comunidade, onde podemos nos amparar e nos fortalecer mutuamente. Em Eclesiastes 4:9-10, lemos: *"Melhor é serem dois do que um, porque têm melhor paga do seu trabalho. Porque se um cair, o outro levanta o seu companheiro; mas ai do que estiver só; pois, caindo, não haverá outro que o levante."*

A família pode ser uma grande aliada na prevenção e no cuidado, incentivando os homens a superarem receios e preconceitos. Esposa, filhos e parentes próximos podem encorajar a realização de exames de rotina e o autocuidado, mostrando que cuidar da saúde é um ato de amor e de responsabilidade com aqueles que nos amam. Uma palavra de apoio, um lembrete para agendar uma consulta ou a companhia durante um exame podem fazer uma diferença significativa na vida de um homem que talvez relute em cuidar de si.

O PAPEL DA IGREJA EM PROMOVER A SAÚDE E O BEM-ESTAR DOS MEMBROS

Além da família, a Igreja é uma comunidade vital onde encontramos apoio e direção. Jesus, durante Seu ministério, mostrou grande compaixão pelos enfermos e sempre se preocupou com a saúde e o bem-estar de Seus seguidores. Como corpo de Cristo, a igreja também deve promover o cuidado com a saúde, incentivando a prevenção e oferecendo apoio aos seus membros.

Em Gálatas 6:2, somos exortados: "*Levai as cargas uns dos outros e assim cumprireis a lei de Cristo.*" Isso significa que a igreja deve ser um lugar onde as pessoas se sintam à vontade para compartilhar suas necessidades e lutas, incluindo as de saúde. Através de campanhas de conscientização, grupos de apoio e eventos sobre o Novembro Azul, a igreja pode encorajar seus membros a cuidarem do corpo como templo de Deus e a buscarem a saúde para melhor servir ao Senhor.

A liderança da igreja também pode fazer a diferença, abordando a importância do autocuidado e da prevenção nas pregações e nas reuniões. Pastores e líderes podem dar o exemplo, compartilhando suas próprias experiências e testemunhos, e criando um ambiente onde a saúde masculina seja valorizada como parte da responsabilidade cristã.

TESTEMUNHOS DE APOIO E SUPERAÇÃO EM FAMÍLIA E NA FÉ

Testemunhos de homens que superaram o câncer de próstata e de famílias que foram apoio nesses momentos de desafio são uma poderosa fonte de encorajamento. Em momentos difíceis, as histórias de superação inspiram outros a seguir com coragem e fé. A Bíblia nos lembra em 2 Coríntios 1:4: "*Que nos consola em toda a nossa tribulação, para que também possamos consolar os que estiverem em alguma tribulação, com a consolação com que nós mesmos somos consolados por Deus.*"

Compartilhar testemunhos é uma forma de fortalecer a fé da comunidade e demonstrar que o Senhor está presente em cada passo da jornada de cura. Um marido que foi incentivado pela esposa a fazer o exame e, com isso, descobriu o câncer precocemente; um pai que foi apoiado pelos filhos e encontrou em sua família a força para enfrentar o tratamento; um irmão de fé que foi encorajado pela igreja e se manteve firme em oração. Essas são histórias que edificam e revelam o cuidado de Deus através das pessoas ao nosso redor.

Este capítulo é um lembrete de que não precisamos enfrentar os desafios da saúde sozinhos. Deus nos deu a família e a Igreja para que possamos nos apoiar mutuamente, oferecendo amor, encorajamento e fé. Que possamos ver no apoio da família e da comunidade cristã uma expressão do amor de Deus, caminhando juntos rumo a uma vida plena e saudável, honrando ao Senhor com o cuidado do nosso corpo e a força de nossa fé.

UM GUIA PARA A ESPOSA: O PAPEL DA APOIADORA FIEL

Esposa, você é a aliada mais importante que seu marido tem nesta jornada. Sua influência e apoio podem ser decisivos. Contudo, essa tarefa também pode ser desgastante. Aqui estão alguns conselhos práticos e espirituais:

1. **Incentive com Amor, não com Pressão:** Homens podem ser resistentes por medo ou teimosia. Em vez de ordens, use abordagens amorosas: "Amor, sua saúde é importante para mim e para nossa família. Vamos marcar seu check-up juntos? Eu te acompanho." Lembre-o de que cuidar de si é também uma forma de cuidar de vocês.

2. **Seja um Ouvido Atento e um Porto Seguro:** Ele pode não querer falar, mas deixe claro que você está ali para quando ele quiser. Muitas vezes, ele não precisa de soluções, apenas de um lugar seguro para expressar seus medos sem ser julgado.

3. **Acompanhe e Participe:** Se possível, vá às consultas médicas com ele. Duas cabeças pensam melhor que uma para entender as explicações do médico e lembrar das perguntas a serem feitas. Sua presença é um sinal claro de que vocês estão "no mesmo jugo".

4. **Cuide de Si Mesma:** A cuidadora também se cansa. Você não pode servir a partir de um poço vazio. Mantenha sua rotina de oração e leitura da Palavra, converse com uma amiga de confiança ou um líder espiritual. "Levai as cargas uns dos outros" (Gálatas 6:2) não anula a necessidade de também cuidar do seu próprio fardo.

5. **Orem Juntos:** A oração é a arma mais poderosa. Orem pela cura, mas também por paz para o coração,

sabedoria para os médicos e força para cada dia. A intimidade espiritual fortalecida na dificuldade é um alicerce que permanecerá para sempre.

CAPÍTULO 5: UMA VIDA SAUDÁVEL PARA GLORIFICAR A DEUS

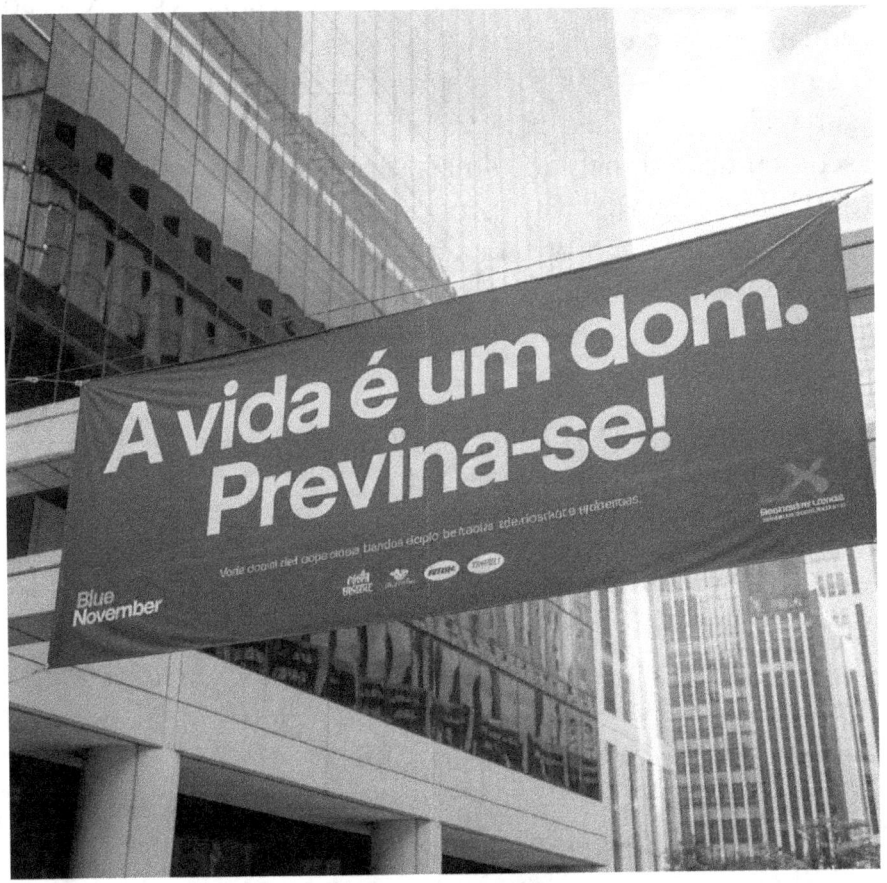

ALIMENTAÇÃO, EXERCÍCIOS E HÁBITOS SAUDÁVEIS À LUZ DAS ESCRITURAS

Uma vida saudável envolve cuidados com a alimentação, o corpo e a mente, áreas que a Bíblia valoriza e orienta. Alimentar-se bem, fazer exercícios e desenvolver bons hábitos são formas de manter o corpo que Deus nos confiou em bom estado, honrando o Criador. Em 1 Coríntios 10:31, lemos: *"Portanto, quer comais quer bebais, ou façais outra coisa, fazei tudo para glória de Deus."* Esse versículo nos lembra que, até nos detalhes da nossa rotina, devemos buscar glorificar a Deus.

Uma alimentação equilibrada e exercícios regulares são fundamentais para a prevenção de doenças e para o bem-estar geral. Na Bíblia, vemos exemplos de refeições saudáveis, como as práticas alimentares de Daniel, que escolheu uma alimentação mais simples para preservar a sua fé (Daniel 1:8-16). Ele provou que o autocontrole e o cuidado com o corpo trazem resultados positivos, tanto físicos quanto espirituais. Exercitar o corpo e fazer escolhas alimentares sábias são atitudes que mostram respeito pelo templo do Espírito Santo.

PRÁTICAS DE AUTOCUIDADO E BEM-ESTAR FÍSICO E MENTAL

O autocuidado envolve mais do que a saúde física; inclui também o cuidado mental e emocional. A Bíblia nos ensina a manter uma mente equilibrada e uma paz interior que vêm de Deus. Em Filipenses 4:6-7, somos orientados: *"Não estejais inquietos por coisa alguma; antes, as vossas petições sejam em tudo conhecidas diante de Deus, pela oração e súplica, com ação de graças. E a paz de Deus, que excede todo o entendimento, guardará os vossos corações e os vossos sentimentos em Cristo Jesus."*

O bem-estar mental inclui reservar tempo para repouso, relaxamento e momentos de quietude diante de Deus. Práticas como a oração e a meditação nas Escrituras são essenciais para renovar a mente e aliviar o estresse. Além disso, o autocuidado também inclui conhecer nossos limites e buscar ajuda quando necessário, lembrando que não fomos criados para carregar sozinhos o peso da vida. É parte do propósito divino que cuidemos de nossa saúde emocional e mental, preservando o equilíbrio que Deus nos concede.

COMO UMA VIDA EQUILIBRADA FORTALECE NOSSO TESTEMUNHO CRISTÃO

Uma vida equilibrada não apenas traz benefícios pessoais, mas fortalece nosso testemunho diante dos outros. Quando cuidamos de nossa saúde, mostramos aos que estão ao nosso redor que valorizamos o dom da vida e que buscamos viver de acordo com os princípios de Deus. Jesus mesmo afirmou que devemos ser "sal da terra" e "luz do mundo" (Mateus 5:13-14), o que inclui sermos exemplos em todas as áreas da vida, inclusive no cuidado com nosso corpo e mente.

Viver com equilíbrio físico, mental e espiritual reflete a nossa fé e confiança em Deus. Quando mantemos nossa saúde em dia e buscamos bem-estar em todas as áreas, somos mais capazes de servir ao próximo, de ajudar nossas famílias e de nos engajar na obra de Deus com disposição e energia. Uma vida saudável é um testemunho poderoso do cuidado e da sabedoria de Deus.

Este capítulo nos desafia a viver de forma que cada aspecto da nossa saúde glorifique ao Senhor. Alimentação saudável, exercício físico, equilíbrio emocional e mental são partes do compromisso de viver plenamente para Deus. Que possamos encarar a busca pela saúde e pelo bem-estar como parte de nossa adoração, dando a Deus o melhor de nós em todas as áreas e, assim, inspirando outros a fazer o mesmo.

> **Box de Destaque: Alimentos que Cuidam da Próstata: Um Ato de Mordomia**
> **Atenção:** Nenhum alimento isolado pode prevenir ou curar o câncer. Contudo, uma dieta equilibrada e rica em certos nutrientes

é um ato de sabedoria e mordomia com o corpo que Deus nos deu, ajudando a promover a saúde geral e a reduzir riscos.

- **Licopeno:** Encontrado em abundância no **tomate** e seus derivados (especialmente cozidos, como molho de tomate), este poderoso antioxidante tem sido associado à saúde da próstata.
- **Vegetais Crucíferos:** Alimentos como **brócolis, couve-flor e repolho** contêm compostos que ajudam o corpo a combater toxinas e a manter as células saudáveis.
- **Selênio:** Apenas uma **castanha-do-pará** por dia já fornece a quantidade recomendada deste mineral, que atua como um forte antioxidante.
- **Chá Verde:** Rico em polifenóis, o chá verde é conhecido por suas propriedades anti-inflamatórias e protetoras.

Lembre-se do princípio de Paulo: "Portanto, quer comais, quer bebais ou façais outra coisa qualquer, fazei tudo para a glória de Deus" (1 Coríntios 10:31). Escolhas alimentares saudáveis são uma forma de glorificar a Deus com nosso corpo.

CAPÍTULO 6: VENCENDO DESAFIOS COM FÉ E PERSEVERANÇA

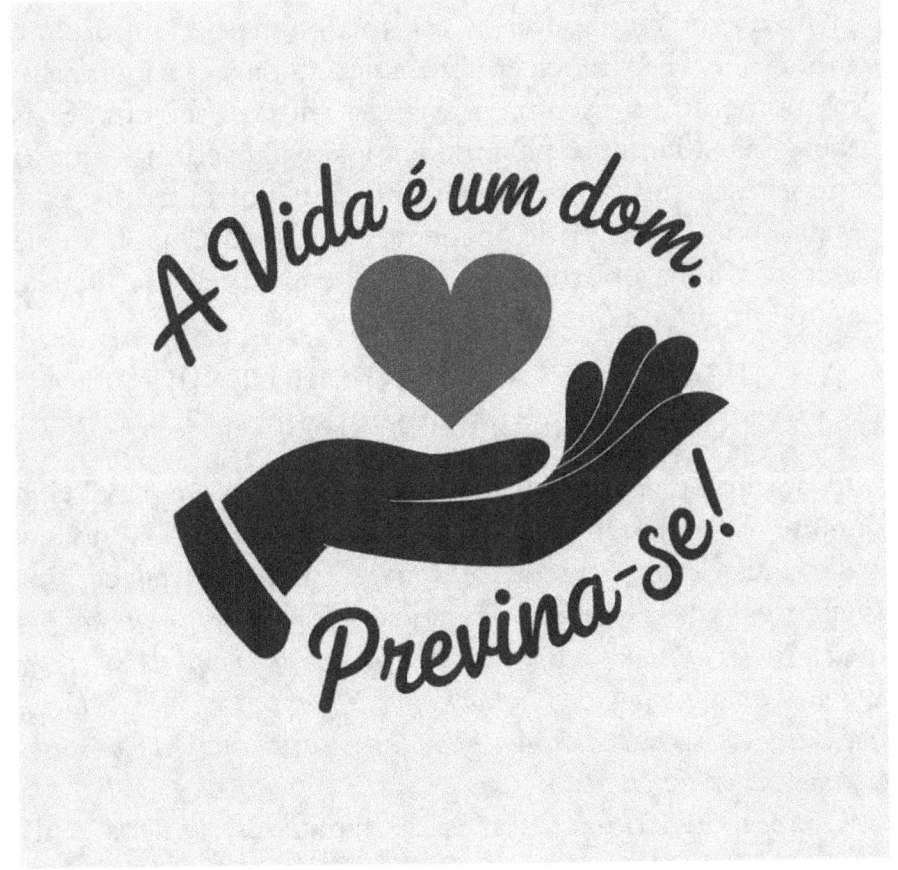

ENFRENTANDO O DIAGNÓSTICO: LIDAR COM O CÂNCER DE PRÓSTATA COM ESPERANÇA

Receber o diagnóstico de câncer de próstata é um momento desafiador, cheio de incertezas e preocupações. No entanto, como cristãos, sabemos que não estamos sozinhos nesses momentos. Deus é nossa rocha e nosso consolo, e a Palavra de Deus nos oferece esperança e força. Em Salmos 46:1, lemos: *"Deus é o nosso refúgio e fortaleza, socorro bem presente na angústia."* Lidar com o diagnóstico é difícil, mas Deus nos dá a paz e a coragem necessárias para enfrentar o tratamento com determinação e esperança.

Um diagnóstico pode trazer medo, mas é importante lembrar que a esperança em Deus nos ajuda a enxergar além do momento presente, firmando nossa fé em Suas promessas. Manter uma atitude positiva e confiar que o Senhor está no controle permite que enfrentemos esse desafio com serenidade. Sabemos que cada etapa desse processo é uma oportunidade de depender mais de Deus e de experimentar a Sua presença.

A IMPORTÂNCIA DO APOIO ESPIRITUAL E DA ORAÇÃO NO TRATAMENTO

A oração e o apoio espiritual desempenham um papel vital durante o tratamento. Quando oramos, levamos nossas ansiedades e preocupações a Deus, e Ele nos fortalece. Em Filipenses 4:6-7, somos orientados: *"Não estejais inquietos por coisa alguma; antes, as vossas petições sejam em tudo conhecidas diante de Deus, pela oração e súplica, com ação de graças. E a paz de Deus, que excede todo o entendimento, guardará os vossos corações e os vossos sentimentos em Cristo Jesus."*

O apoio espiritual, através de familiares, amigos e da igreja, ajuda a fortalecer nossa fé. Saber que há pessoas intercedendo por nós e que nos apoiam em oração é um grande conforto. O poder da oração e da comunhão com outros irmãos em Cristo é real e pode trazer alívio e força em meio ao tratamento. Envolver a comunidade de fé nesse processo permite que os outros expressem o amor de Deus em gestos práticos, como encorajamento, visitas e apoio emocional.

HISTÓRIAS DE HOMENS QUE ENCONTRARAM FORÇA EM DEUS PARA SUPERAR

Histórias de superação de homens que passaram pelo câncer de próstata com fé e coragem são um testemunho poderoso de como Deus sustenta e fortalece. Um irmão que enfrentou o câncer e confiou no Senhor em cada passo encontrou paz e encorajamento nas Escrituras, especialmente em Romanos 8:28: "*E sabemos que todas as coisas contribuem juntamente para o bem daqueles que amam a Deus, daqueles que são chamados por seu decreto.*"

Outro exemplo é de um pai de família que, ao receber o diagnóstico, reuniu seus familiares para orar e entregar a situação nas mãos de Deus. Ele testemunha que, ao longo do tratamento, sentiu-se fortalecido pela oração e pelo amor da sua família, e a fé que eles compartilhavam manteve a esperança viva. Ele afirma que Deus usou o período de tratamento para fortalecer laços familiares e ensinar lições de perseverança e confiança.

Esses testemunhos nos lembram que, embora a luta contra o câncer de próstata seja árdua, a fé em Deus transforma a jornada. Homens que enfrentaram a doença e superaram mostram que, mesmo em momentos de dificuldade, o Senhor nunca nos abandona. Ele nos dá a força para continuar, mesmo quando não vemos o caminho completo.

Neste capítulo, refletimos sobre como o apoio espiritual, a oração e a confiança em Deus nos sustentam nos momentos de maior desafio. Que cada homem cristão, ao enfrentar essa luta, saiba que o Senhor é o Deus que caminha ao nosso lado, oferecendo-nos paz, coragem e perseverança.

TESTEMUNHO: "DEUS USOU UM EXAME PARA FORTALECER MINHA FÉ"

Meu nome é Antônio, tenho 62 anos, e sempre me considerei um homem forte e de fé. Servia na minha igreja, cuidava da minha família e pensava: "Câncer é algo que acontece com os outros". Todo ano, minha esposa, Marta, insistia para que eu fizesse os exames de rotina. E todo ano, eu adiava.

Em 2023, a insistência dela veio acompanhada de uma campanha de Novembro Azul na nossa igreja. O pastor falou sobre o corpo como templo e, pela primeira vez, a mensagem me tocou de forma diferente. Não era sobre medo, era sobre responsabilidade. Cedi. Fui ao urologista, fiz o exame de sangue (PSA) e, sim, o toque retal. Não foi confortável, mas foi rápido e indolor.

O resultado, porém, não foi o esperado. O PSA estava alterado, e o toque revelou um nódulo. A biópsia confirmou: câncer de próstata. O chão se abriu. Meu primeiro questionamento foi: "Por que eu, Senhor? Eu te sirvo, sou fiel...". O medo do tratamento e da morte me consumiu por dias.

A virada de chave aconteceu em uma madrugada de oração. Lendo a Bíblia, meus olhos pararam em Romanos 8:28: "E sabemos que todas as coisas contribuem juntamente para o bem daqueles que amam a Deus...". Naquele momento, entreguei a doença, o tratamento e minha vida nas mãos de Deus. Não significava que o medo sumiu, mas que a fé se tornou maior que ele.

O apoio da minha família e da igreja foi o sustento de Deus em forma de gente. Marta ia comigo a cada consulta. Meus filhos se revezavam para me levar às sessões de radioterapia. Os irmãos do grupo de homens não apenas oravam, mas ligavam, mandavam mensagens e nos traziam comida. Eu nunca me senti sozinho.

Hoje, estou em acompanhamento, e a doença está controlada. Mas a maior cura foi a espiritual. Deus usou um câncer para quebrar meu orgulho, para me ensinar a ser cuidado e para aprofundar minha dependência d'Ele. Agora, eu faço questão de compartilhar minha história para que outros homens entendam: a detecção precoce não é um ato de medo, é um passo de fé e sabedoria.

CAPÍTULO 7: A BATALHA DA MENTE: FÉ, MASCULINIDADE E SAÚDE MENTAL

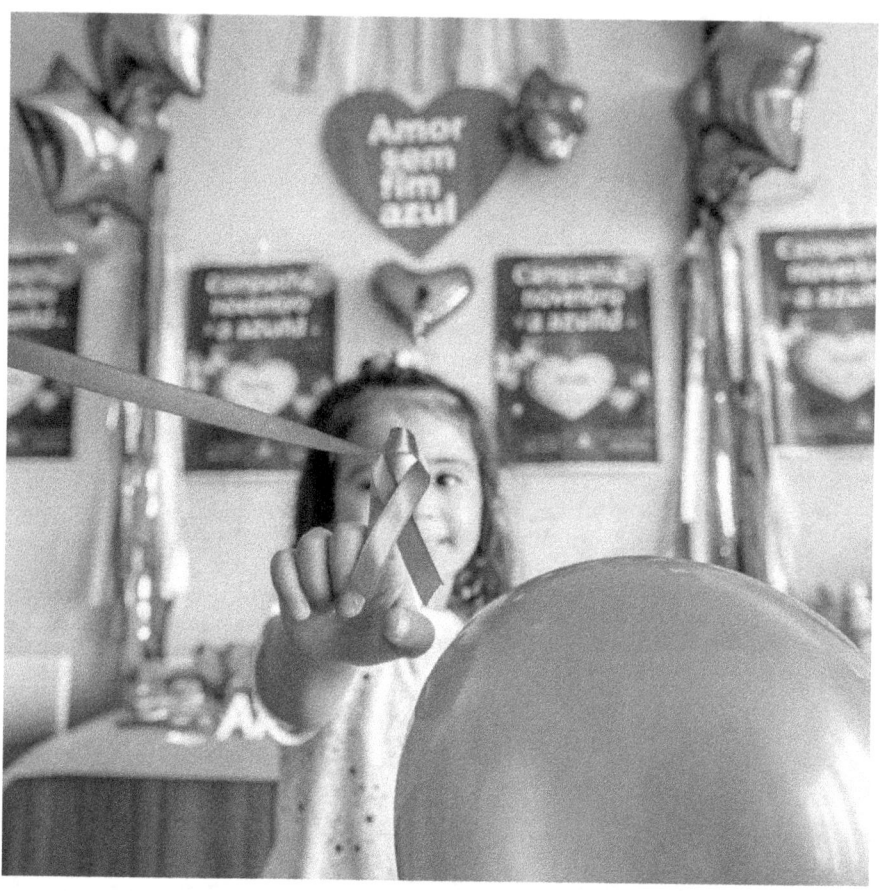

Receber um diagnóstico de câncer de próstata não abala apenas o corpo; abala a alma. Como homens, muitas vezes somos ensinados a sermos fortes, a não demonstrar fraqueza e a carregar nossos fardos em silêncio. Contudo, essa fortaleza, quando mal interpretada, pode se tornar uma prisão para a nossa saúde mental e espiritual. A jornada do tratamento é tanto física quanto emocional, e Deus nos convida a entregar a Ele *todas* as nossas ansiedades, inclusive aquelas que a cultura nos diz para esconder.

O PESO DO SILÊNCIO E A FORÇA DA VULNERABILIDADE

A imagem do "homem inabalável" não encontra respaldo nas Escrituras. Vemos Davi, um valente guerreiro, derramando sua alma nos Salmos, expressando medo, angústia e dúvida. Vemos o próprio Jesus no Getsêmani, em agonia, buscando o apoio de seus discípulos e do Pai. A verdadeira força cristã não está na ausência de luta, mas na coragem de levá-la a Deus e à comunidade de fé.

O silêncio sobre o medo da dor, da impotência sexual ou da incontinência urinária, possíveis efeitos do tratamento, pode levar a um isolamento profundo, à ansiedade e à depressão. Do ponto de vista médico, sabemos que o estresse crônico e a depressão podem, inclusive, impactar negativamente o sistema imunológico e a recuperação.

"Lançando sobre ele toda a vossa ansiedade, porque ele tem cuidado de vós." (1 Pedro 5:7)

ENCARANDO OS GIGANTES: MEDO, ANSIEDADE E DEPRESSÃO

É natural sentir medo. Medo do desconhecido, medo do tratamento, medo das consequências. Mas a Palavra de Deus nos lembra que não recebemos um "espírito de covardia". Vamos nomear alguns desses gigantes e enfrentá-los com a verdade bíblica:

- **O Gigante do "E Se?":** A ansiedade se alimenta das incertezas do futuro. A resposta da fé não é ter todas as respostas, mas confiar Naquele que tem. Em cada momento de ansiedade, pratique o que Paulo nos ensina em Filipenses 4:6-7: transforme a preocupação em oração e súplica, e a paz de Deus, que excede todo

entendimento, guardará sua mente e coração.
- **O Gigante da Identidade Perdida:** Muitos homens associam sua masculinidade à virilidade sexual e ao vigor físico. O tratamento pode afetar essas áreas, gerando uma crise de identidade. Lembre-se: sua identidade primária não está em sua performance ou força, mas em ser um filho amado de Deus, criado à Sua imagem. A impotência é uma doença e jamais anulará sua potência espiritual em Cristo.
- **O Gigante da Solidão:** A depressão pode fazer você sentir que ninguém o entende. É uma mentira que o isola. Busque ajuda. Converse com seu pastor, um conselheiro cristão ou um psicólogo cristão. A ciência que Deus permitiu desenvolver na psicologia é uma ferramenta para a cura da alma. Não há vergonha em buscar tratamento para a mente, assim como não há para o corpo.

REDEFININDO A FORÇA EM CRISTO

A jornada contra o câncer pode ser a oportunidade para Deus redefinir o que significa ser um homem forte. A força não está em não precisar de ninguém, mas em saber que nossa suficiência vem de Deus (2 Coríntios 3:5). É a força de admitir a dor, de pedir oração, de permitir que sua esposa e seus filhos cuidem de você, de chorar na presença do Pai sem medo de julgamento.

Que esta luta o transforme em um homem que reflete a verdadeira masculinidade de Cristo: mansa, humilde, corajosa, sacrificial e totalmente dependente do Pai.

CAPÍTULO 8: CONSELHOS PRÁTICOS E ORIENTAÇÕES MÉDICAS

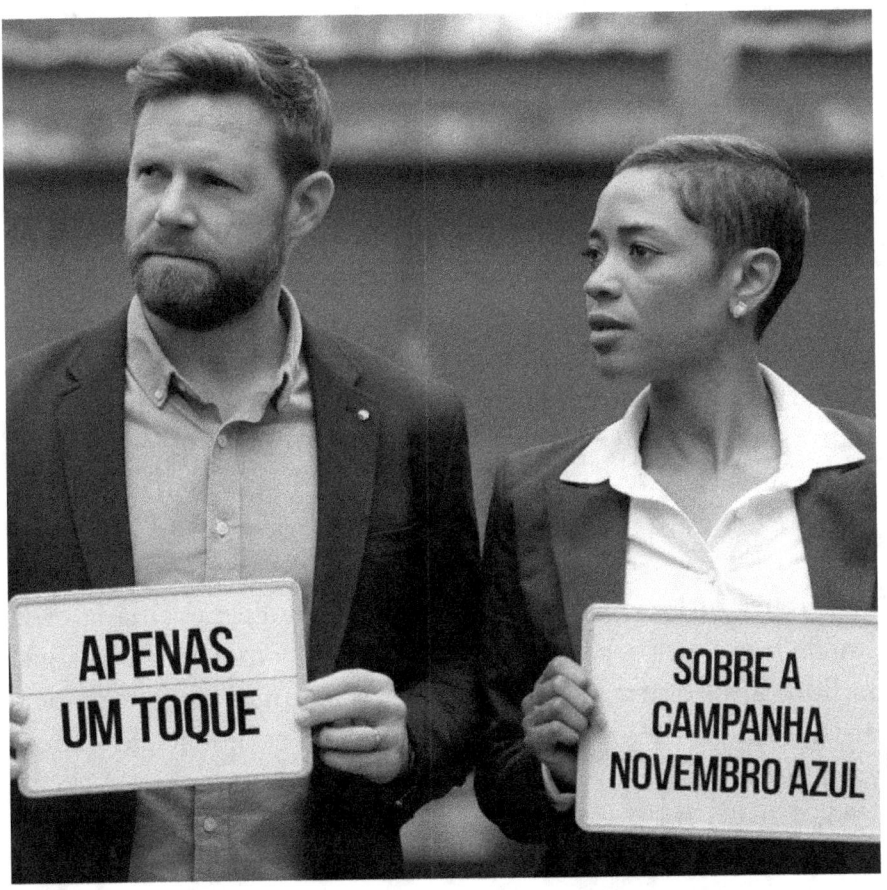

PERGUNTAS FREQUENTES SOBRE O CÂNCER DE PRÓSTATA E O TRATAMENTO

Tratamento	Objetivo	Efeitos comuns	Pergunte ao médico
Vigilância ativa	Acompanhar doença de baixo risco	Ansiedade do acompanhamento	Periodicidade de exames
Cirurgia	Remover tumor	Dor, incontinência, disfunção erétil	Tempo de recuperação
Radioterapia	Destruir células tumorais	Fadiga, irritação urinária/retal	Número de sessões
Terapia hormonal	Reduzir testosterona	Ondas de calor, perda de massa muscular	Duração e monitoramento
Imunoterapia	Estimular defesa imune	Cansaço, reações imunes	Indicação e critérios

Para muitos homens, a descoberta do câncer de próstata levanta uma série de perguntas e dúvidas. Abaixo, abordamos algumas das perguntas mais comuns, fornecendo informações para que os homens cristãos possam enfrentar esse desafio com clareza e confiança.

1. Como o câncer de próstata é diagnosticado?
O diagnóstico geralmente envolve exames de PSA (Antígeno Prostático Específico) e/ou toque retal. Se houver suspeita, o médico pode solicitar uma biópsia para confirmar o câncer.

2. É sempre necessário fazer o exame de toque retal?
Sim, o toque retal é uma ferramenta essencial, pois permite ao médico detectar nódulos ou endurecimentos na próstata, que o PSA nem sempre consegue identificar.

3. O que esperar do tratamento?
O tratamento depende do estágio do câncer, da idade e da saúde geral do paciente. As opções incluem cirurgia, radioterapia, hormonioterapia e, em alguns casos, vigilância ativa, onde o médico apenas monitora a evolução do câncer sem intervir.

4. Como os tratamentos podem afetar a vida diária?
Os efeitos variam, mas podem incluir fadiga, alterações urinárias, disfunção sexual e efeitos emocionais. É importante dialogar com o médico e com a família para estabelecer estratégias de enfrentamento e apoio.

DICAS PRÁTICAS PARA O HOMEM CRISTÃO SE CUIDAR MELHOR

Além dos exames de rotina, os homens podem tomar

medidas práticas para cuidar do corpo como um todo, honrando a Deus com uma vida equilibrada.

1. Mantenha uma alimentação saudável
Incorpore frutas, verduras, fibras e alimentos ricos em antioxidantes, como tomates e vegetais verdes. Evite alimentos gordurosos e processados, que podem impactar negativamente a saúde.

2. Pratique exercícios regularmente
A atividade física fortalece o sistema imunológico e reduz o risco de diversas doenças. Caminhadas diárias podem fazer uma grande diferença na saúde física e mental.

3. Controle o estresse e cuide da saúde mental
A Bíblia nos encoraja a confiar nossas preocupações a Deus (1 Pedro 5:7). Além disso, reserve momentos para relaxamento e descanso, pois o bem-estar mental afeta diretamente a saúde do corpo.

4. Evite o consumo excessivo de álcool e elimine o tabagismo
A fé cristã nos chama a uma vida de zelo e santidade, o que inclui o cuidado com o corpo. Por isso, reforçamos a orientação de evitar hábitos como o tabagismo e o consumo de álcool, que a ciência já comprovou estarem associados a vários tipos de câncer, incluindo o de próstata.

5. Realize exames preventivos regularmente
A partir dos 50 anos (ou dos 45 para quem tem histórico familiar)[2], é fundamental que os homens realizem anualmente o exame de PSA e caso haja alteração ou a pedido médico, o toque retal. A prevenção é uma prática de responsabilidade e sabedoria.

> **Sobrediagnóstico (overdiagnosis)**
> Em alguns casos, o câncer de próstata pode

---

[2] Recomendações da Sociedade Brasileira de Urologia (SBU)

> ter um crescimento muito lento e não ameaçar a vida do homem. Por isso, a decisão de realizar os exames e, principalmente, de tratar, deve ser sempre **individualizada e discutida com um médico de confiança.**
> É importante lembrar que o diálogo aberto com seu médico é fundamental. Juntos, vocês poderão avaliar os riscos e benefícios dos exames, decidindo o melhor caminho para o seu caso específico.

RECURSOS DE APOIO: ONDE BUSCAR AJUDA E INFORMAÇÃO CONFIÁVEL

Muitos homens se beneficiam de contar com recursos confiáveis durante o tratamento, como grupos de apoio e fontes de informação seguras.

1. Instituições de saúde
Organizações como o Instituto Nacional de Câncer (INCA) oferecem informações, serviços e orientações sobre o câncer de próstata.

2. Grupos de apoio em igrejas e na comunidade
Muitas igrejas organizam grupos de apoio para pessoas que enfrentam problemas de saúde. Esses grupos oferecem suporte emocional, oração e oportunidades de compartilhar experiências.

3. Assistência médica e aconselhamento psicológico
Buscar acompanhamento médico regular e, se necessário, apoio psicológico é essencial para lidar com os desafios emocionais da doença. Fale com um psicólogo ou conselheiro cristão que possa oferecer orientações bíblicas e emocionais.

4. Materiais de leitura e recursos online confiáveis
Sites de hospitais e centros de pesquisa de renome, como o

Hospital de Amor (anteriormente Hospital do Câncer de Barretos), disponibilizam materiais de leitura atualizados e confiáveis sobre o câncer de próstata.

Hábitos saudáveis promovem o bem-estar geral e ajudam a controlar fatores de risco, mas não garantem a prevenção total do câncer de próstata.

Este capítulo é um guia prático para ajudar homens cristãos a enfrentar o câncer de próstata com sabedoria e fé. O cuidado com a saúde é uma responsabilidade que temos como servos de Deus, e esses recursos e orientações são ferramentas para vivermos de forma plena e saudável, honrando ao Senhor em cada decisão.

CAPÍTULO 9: REFLEXÃO FINAL: SAÚDE E PROPÓSITO EM DEUS

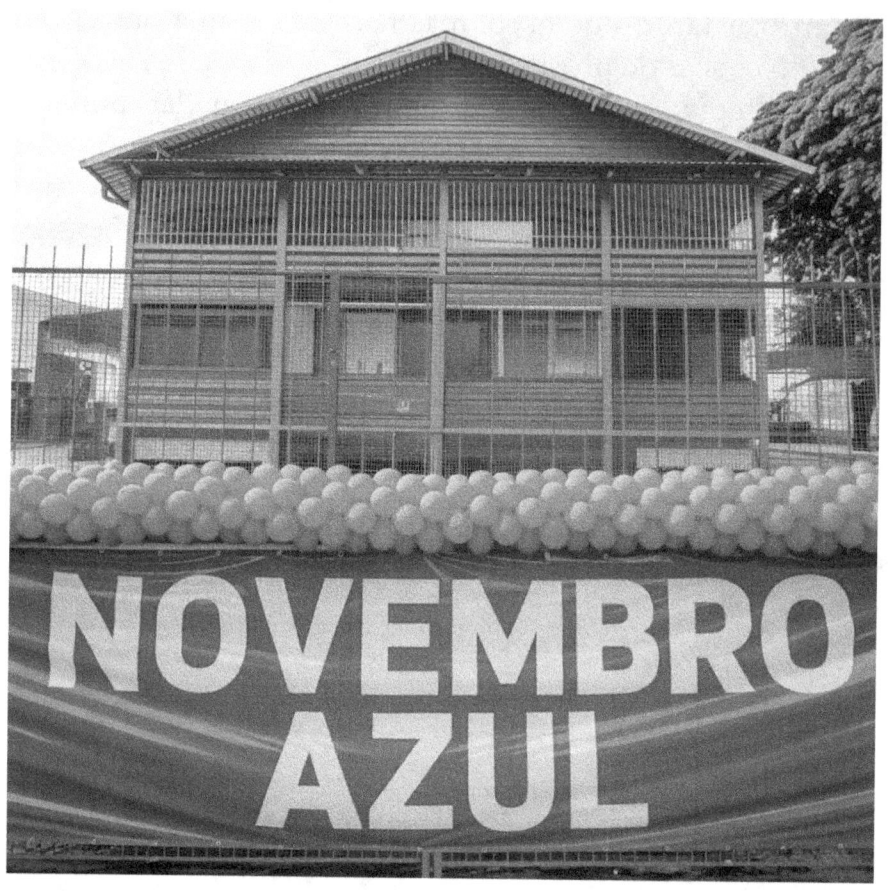

COMO O CUIDADO COM A SAÚDE NOS APROXIMA DE NOSSA MISSÃO

A saúde é um presente de Deus, que nos permite viver plenamente e cumprir o propósito que Ele estabeleceu para cada um de nós. Ao cuidar do corpo, não estamos apenas zelando por algo físico, mas nos aproximando do chamado divino, tornando-nos aptos para servir e amar o próximo.

Nosso bem-estar físico, emocional e espiritual nos capacita a sermos testemunhas vivas do amor de Deus. Em Efésios 2:10, lemos: *"Porque somos feitura sua, criados em Cristo Jesus para as boas obras, as quais Deus preparou para que andássemos nelas."*

Quando nos cuidamos, respeitamos o dom da vida e respondemos ao chamado para glorificar a Deus em tudo. A missão cristã de levar esperança, servir à comunidade e compartilhar o Evangelho se fortalece quando nossa saúde está equilibrada e nosso corpo bem cuidado. A prevenção e o autocuidado são maneiras de assegurar que possamos estar prontos para responder ao chamado de Deus, sem as limitações evitáveis de uma saúde negligenciada.

O TESTEMUNHO DE UM HOMEM CRISTÃO QUE CUIDA DO CORPO E DA ALMA

O testemunho de um homem que valoriza o cuidado com o corpo e a alma é um exemplo poderoso para sua família, comunidade e Igreja. Tal homem vive com o entendimento de que seu corpo é o templo do Espírito Santo, cuidando dele com disciplina e amor. Ele busca uma vida equilibrada, que reflete o caráter de Cristo em suas ações e escolhas diárias, seja na alimentação, nos exercícios ou na prática de hábitos saudáveis.

Esse testemunho inspirador é um exemplo de obediência e fé, lembrando que o autocuidado não é um ato egoísta, mas uma forma de honrar o Criador. Homens que cuidam de si também encorajam outros a superar preconceitos, medos e tabus, mostrando que a saúde física e espiritual andam juntas. Assim, a vida de um homem que cuida do corpo e da alma se torna um testemunho vibrante da bondade de Deus e de Sua vontade para uma vida plena e saudável.

UM CONVITE À TRANSFORMAÇÃO E AO COMPROMISSO COM A VIDA SAUDÁVEL

Convido você, querido leitor, a fazer uma reflexão profunda sobre sua saúde e seu propósito em Deus. Cuidar do corpo é uma decisão que exige compromisso e transformação. Essa escolha envolve rever hábitos, superar medos e decidir viver de forma consciente e responsável, glorificando ao Senhor em cada decisão. Em Romanos 12:1, o apóstolo Paulo nos exorta: *"Rogo-vos, pois, irmãos, pela compaixão de Deus, que apresenteis os vossos corpos em sacrifício vivo, santo e agradável a Deus, que é o vosso culto racional."*

Aceitar o compromisso com uma vida saudável é um ato de fé e adoração. Ao decidir cuidar de si, você demonstra obediência a Deus, amor próprio e consideração pela sua família e comunidade. Que este livro sirva como um guia e uma motivação para que você viva em plenitude, honrando o propósito de Deus em cada aspecto de sua vida.

Permita que a transformação comece hoje. Adote hábitos saudáveis, busque a prevenção, e faça do seu corpo um reflexo da glória de Deus. Aceite este convite para viver plenamente e com propósito, confiando que, ao cuidar de sua saúde, você estará mais capacitado para cumprir a missão divina e para viver a alegria e a paz que o Senhor deseja para você.

UM RESUMO SOBRE A SAÚDE MASCULINA PARA OS HOMENS CRISTÃOS

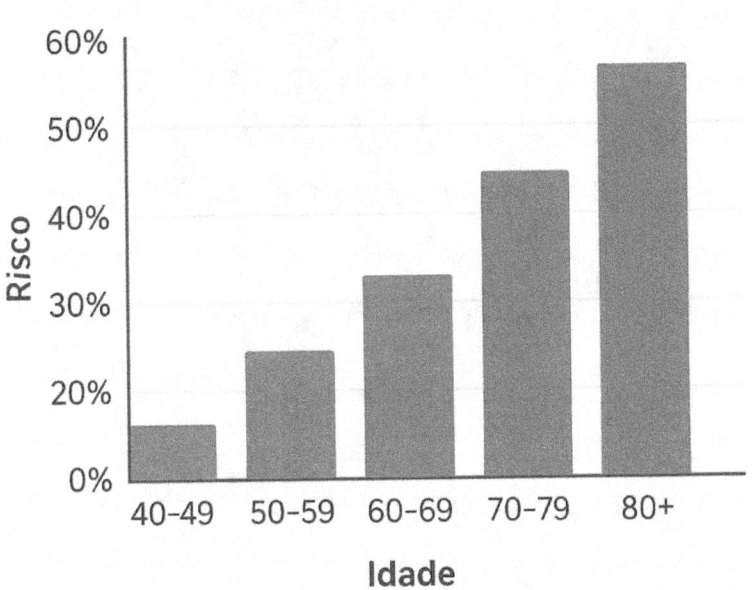

O câncer de próstata é uma das formas mais comuns de câncer entre homens, especialmente a partir dos 50 anos, mas ele pode se manifestar em idades mais jovens, principalmente quando há histórico familiar da doença. A próstata é uma glândula do sistema reprodutor masculino, responsável pela produção de um líquido que compõe o sêmen. O câncer ocorre quando células da próstata começam a crescer de forma descontrolada, formando um tumor.

Fatores de Risco

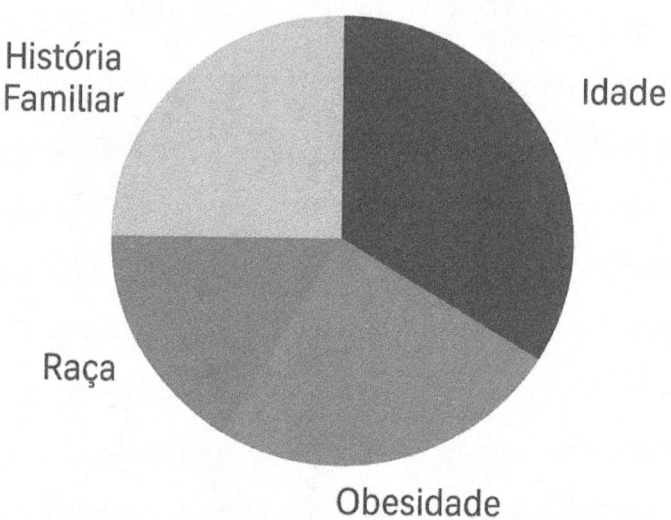

Vários fatores aumentam o risco de desenvolver câncer de próstata:
1. **Idade:** O risco aumenta significativamente a partir dos 50 anos.
2. **Histórico Familiar:** Homens com parentes de primeiro grau (pai ou irmão) diagnosticados com câncer de próstata têm maior risco.
3. **Raça:** Homens negros têm um risco mais elevado de desenvolver câncer de próstata e de apresentar casos mais agressivos[3].
4. **Dieta e Estilo de Vida:** Dietas ricas em gorduras e

---

[3] https://academic.oup.com/jncimono/article/2023/62/212/7342429

consumo excessivo de carne vermelha podem aumentar o risco, enquanto uma alimentação balanceada com frutas e vegetais pode ajudar na prevenção de doenças.

Sinais e Sintomas

Sinais e Sintomas

Sinais e Sintomas	Descrição
Fluxo urinário fraco	Dificuldade para urinar ou esvaziar a bexiga
Sangue na urina	Presença de sangue na urina ou no sêmen
Dor pélvica	Desconforto ou dor na região do quadril ou costas
Disfunção erétil	Problemas para conseguir ou manter uma ereção

Nos estágios iniciais, o câncer de próstata pode não apresentar sintomas evidentes, o que torna a detecção precoce ainda mais crucial. Em estágios mais avançados, alguns dos sintomas podem incluir:
- Dificuldade para urinar
- Dor ou queimação ao urinar
- Sangue na urina ou no sêmen
- Dores na região pélvica ou lombar
- Dificuldade em manter a ereção

Detecção e Diagnóstico
Os exames para detectar o câncer de próstata incluem:
1. **Exame de Sangue (PSA)**: Mede os níveis de uma proteína produzida pela próstata, chamada Antígeno Prostático Específico (PSA). Níveis elevados de PSA podem indicar a presença de câncer, mas também podem aumentar devido a outras condições, como infecções.
2. **Toque Retal**: Permite ao médico avaliar o tamanho, a forma e a textura da próstata. Embora seja simples, o exame é essencial para detectar alterações físicas na próstata.
3. **Biópsia**: Se houver suspeita de câncer, uma biópsia é realizada para confirmar a presença de células cancerígenas.

Tratamento
O tratamento para o câncer de próstata depende do estágio da doença, da idade do paciente e do seu estado geral de saúde. As principais opções de tratamento incluem:
1. **Cirurgia**: Remoção completa da próstata, geralmente recomendada para cânceres localizados.
2. **Radioterapia**: Utiliza radiação para destruir células cancerígenas.
3. **Hormonioterapia**: Reduz ou bloqueia o efeito dos hormônios que estimulam o crescimento do câncer de próstata.
4. **Quimioterapia**: Indicada para casos em estágio mais avançado ou para cânceres que se espalharam para outras partes do corpo.

Importância da Detecção Precoce
O câncer de próstata tem um bom índice de cura quando detectado precocemente. Por isso, exames anuais são

essenciais para homens a partir dos 50 anos, ou a partir dos 45 anos se houver histórico familiar.

Conscientização

Campanhas como o Novembro Azul desempenham um papel fundamental em incentivar os homens a superar tabus e preconceitos sobre exames, buscando conscientização e responsabilidade com a própria saúde.

COMO O PSA FUNCIONA?

Faixa etária	Faixa de referência (ng/mL)	Observações
40-49	0,0 a 2,5	Interpretar com histórico familiar
50-59	0,0 a 3,5	Variar por laboratório
60-69	0,0 a 4,5	Avaliar tendência temporal
70-79	0,0 a 6,5	Decisão compartilhada com médico

O exame PSA, ou Antígeno Prostático Específico, é um exame de sangue utilizado para avaliar os níveis de uma proteína produzida pela próstata. Essa proteína, o PSA, está presente no sangue em pequenas quantidades, mas quando os níveis estão elevados, pode indicar alguma alteração na próstata, incluindo câncer, prostatite (inflamação) ou hiperplasia prostática benigna (aumento benigno da próstata).

Como o Exame PSA Funciona

O exame mede a concentração de PSA no sangue em nanogramas por mililitro (ng/mL). O valor de PSA considerado normal pode variar conforme a idade:

- **Até 50 anos**: geralmente, níveis de PSA até 2,5 ng/mL são considerados normais.
- **Entre 50 e 60 anos**: níveis até 3,5 ng/mL.
- **Acima dos 60 anos**: níveis até 4,5 ng/mL.

No entanto, valores um pouco mais altos ou mais baixos podem não ser determinantes por si só; outros fatores, como o histórico médico e a presença de sintomas, são levados em consideração.

Por que o Exame PSA é Importante?

O exame PSA é uma ferramenta inicial importante para a detecção precoce do câncer de próstata, ajudando a identificar o problema antes que sintomas graves se manifestem. Isso aumenta as chances de tratamento eficaz e reduz a necessidade de intervenções mais agressivas.

Limitações e Considerações

Embora o PSA seja útil, ele não é um exame infalível. Níveis elevados de PSA podem surgir por diferentes motivos, não apenas câncer, o que significa que resultados alterados não confirmam necessariamente a presença de câncer de próstata. Algumas condições que podem elevar o PSA incluem:

- **Infecções urinárias**
- **Prostatite** (inflamação da próstata)
- **Hiperplasia prostática benigna** (aumento não cancerígeno da próstata)

Além disso, atividades como andar de bicicleta, ejacular ou fazer exercícios físicos intensos podem temporariamente aumentar o PSA, e por isso recomenda-se evitar essas atividades antes do exame.

Complementação com o Toque Retal

O exame de PSA é muitas vezes realizado junto com o exame de toque retal. Isso ocorre porque alguns tipos de câncer de próstata não elevam o PSA de maneira significativa. O toque retal permite ao médico sentir possíveis irregularidades na próstata, aumentando a precisão do diagnóstico.

O que Acontece Quando o PSA está Elevado?

Se o nível de PSA está elevado, o médico pode sugerir acompanhamento e repetição do exame após alguns meses para monitorar as mudanças. Em alguns casos, o médico pode recomendar exames adicionais, como uma ressonância magnética ou uma **biópsia da próstata** para confirmar ou descartar o diagnóstico de câncer.

PSA Livre e PSA Total

O exame de PSA pode incluir duas medidas: o PSA total e o PSA livre (ou livre de ligação com outras proteínas). O PSA livre geralmente é medido em homens com níveis de PSA total ligeiramente elevados para ajudar a diferenciar entre condições benignas e malignas. Uma baixa porcentagem de PSA livre pode estar mais associada ao câncer de próstata.

Importância de Fazer o Exame Regularmente

Realizar o exame PSA anualmente, especialmente a partir dos 50 anos, ou dos 45 para homens com histórico familiar, é fundamental para a detecção precoce do câncer de próstata. Esse acompanhamento permite a criação de um histórico, ajudando os médicos a identificar qualquer elevação significativa e agir preventivamente.

O exame PSA, em conjunto com outros métodos de diagnóstico, é uma ferramenta poderosa na detecção precoce do câncer de próstata, aumentando consideravelmente as chances de um tratamento bem-sucedido e de uma melhor qualidade de vida para os pacientes.

CONCLUSÃO: NOVEMBRO AZUL – UM COMPROMISSO COM A VIDA E A FÉ

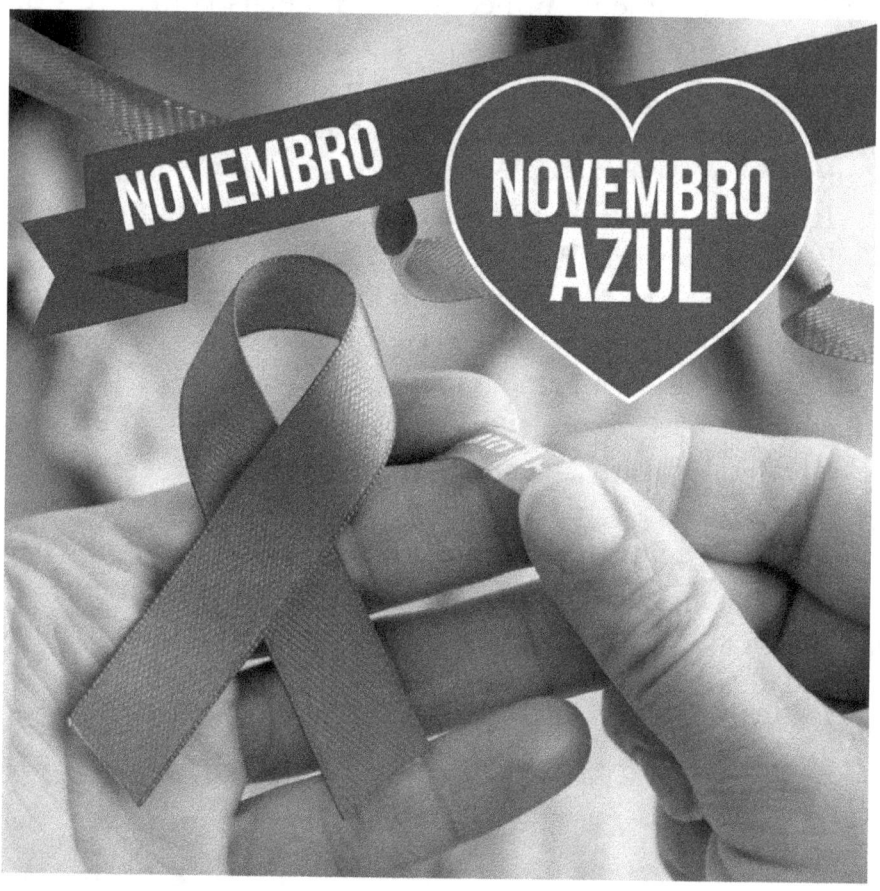

O QUE OS PASTORES ESTÃO FALANDO SOBRE O NOVEMBRO AZUL?

Durante o mês de novembro, conhecido como Novembro Azul, muitos Pastores, líderes religiosos e pregadores têm abordado a importância do cuidado com a saúde masculina, especialmente no que se refere ao diagnóstico precoce do câncer de próstata. Essas mensagens frequentemente relacionam princípios bíblicos ao tema, enfatizando a responsabilidade de cada indivíduo em cuidar do próprio corpo como templo do Espírito Santo.

Por exemplo, em 1 Coríntios 6:19-20, o apóstolo Paulo afirma: "Ou não sabeis que o vosso corpo é o templo do Espírito Santo, que habita em vós, proveniente de Deus, e que não sois de vós mesmos? Porque fostes comprados por preço; glorificai, pois, a Deus no vosso corpo." Esse versículo é frequentemente utilizado para destacar que cuidar da saúde física é uma forma de honrar a Deus.

Além disso, pregadores têm incentivado os homens a superarem preconceitos e medos relacionados aos exames, como o toque retal e o exame de PSA. Eles ressaltam que a sabedoria e a prudência, valores bíblicos, devem ser aplicados também na área da saúde.

Algumas igrejas têm promovido palestras e eventos durante o Novembro Azul, buscando conscientizar a congregação sobre a relevância dos cuidados com a saúde masculina. Essas iniciativas visam criar um ambiente de apoio e encorajamento, onde os homens se sintam confortáveis para discutir e buscar informações sobre sua saúde.

Em geral os Pastores estão utilizando o Novembro Azul como uma oportunidade para integrar ensinamentos bíblicos com a conscientização sobre a saúde masculina, enfatizando que cuidar do corpo é uma responsabilidade espiritual e uma demonstração de amor a si mesmo e ao próximo.

UM APELO À DETECÇÃO PRECOCE E AO AUTOCUIDADO

O Novembro Azul nos lembra da necessidade de termos uma atitude responsável com nossa saúde. Deus nos confiou o dom da vida e cuidar dela é um dever sagrado. A detecção precoce e o autocuidado são atos de fé, gratidão e amor a Deus e àqueles que amamos. Muitas vezes, deixamos de lado a saúde devido ao medo ou ao preconceito, mas a Palavra de Deus nos chama a agir com sabedoria. "O prudente vê o mal e esconde-se; mas os simples passam e sofrem a pena" (Provérbios 22:3). Que possamos ouvir esse chamado para cuidar do corpo como um ato de fé, buscando exames e tratando a saúde com o respeito que Deus espera de nós.

A IMPORTÂNCIA DE MULTIPLICAR O CONHECIMENTO ENTRE IRMÃOS NA FÉ

A conscientização sobre a saúde deve ir além de nós mesmos. Somos chamados a incentivar outros homens a cuidarem de si, a vencerem preconceitos e a buscarem a detecção precoce. Multiplicar o conhecimento é uma forma de amor e responsabilidade com a comunidade de fé. A igreja é uma rede de apoio, onde encontramos força e encorajamento em meio às dificuldades. Ao compartilhar informações sobre a saúde, promovemos um ambiente onde os homens se sentem seguros para falar sobre prevenção e cuidados. "Levai as cargas uns dos outros, e assim cumprireis a lei de Cristo" (Gálatas 6:2). Que sejamos, portanto, exemplos de sabedoria e de zelo com a saúde, incentivando nossos irmãos a fazerem o mesmo.

NOSSA SAÚDE E A MISSÃO CRISTÃ: VIVENDO PARA GLORIFICAR A DEUS EM CADA ASPECTO

O cuidado com a saúde não é apenas uma responsabilidade pessoal, mas parte integral da nossa missão cristã. Quando mantemos uma vida saudável, estamos mais aptos para servir, amar e cumprir o chamado de Deus. Cada aspecto da nossa vida pode e deve refletir a glória de Deus, incluindo o cuidado com o corpo. Como Paulo nos instruiu em 1 Coríntios 10:31: *"Portanto, quer comais quer bebais, ou façais outra coisa, fazei tudo para glória de Deus."* Nossa saúde é uma ferramenta para servir melhor, amar mais plenamente e testemunhar com força e disposição.

O Novembro Azul tem como objetivo conscientizar sobre a importância de monitorar a saúde, reconhecendo que a detecção precoce salva vidas. O termo "prevenção" é amplamente usado nas campanhas, mas pode levar a interpretações imprecisas. O termo correto é Detecção Precoce que melhora as chances de tratamento bem-sucedido, mas não elimina o risco de surgimento do câncer.

Neste Novembro Azul, que possamos firmar o compromisso com a vida e a fé, reconhecendo que o autocuidado é uma forma de honrar a Deus e de demonstrar amor ao próximo. Que a saúde seja uma bênção multiplicada em cada irmão que compartilha da mesma fé, e que, juntos, possamos glorificar a Deus em todas as áreas da vida, vivendo com propósito, gratidão e zelo pela criação divina que é o nosso corpo.

EPÍLOGO

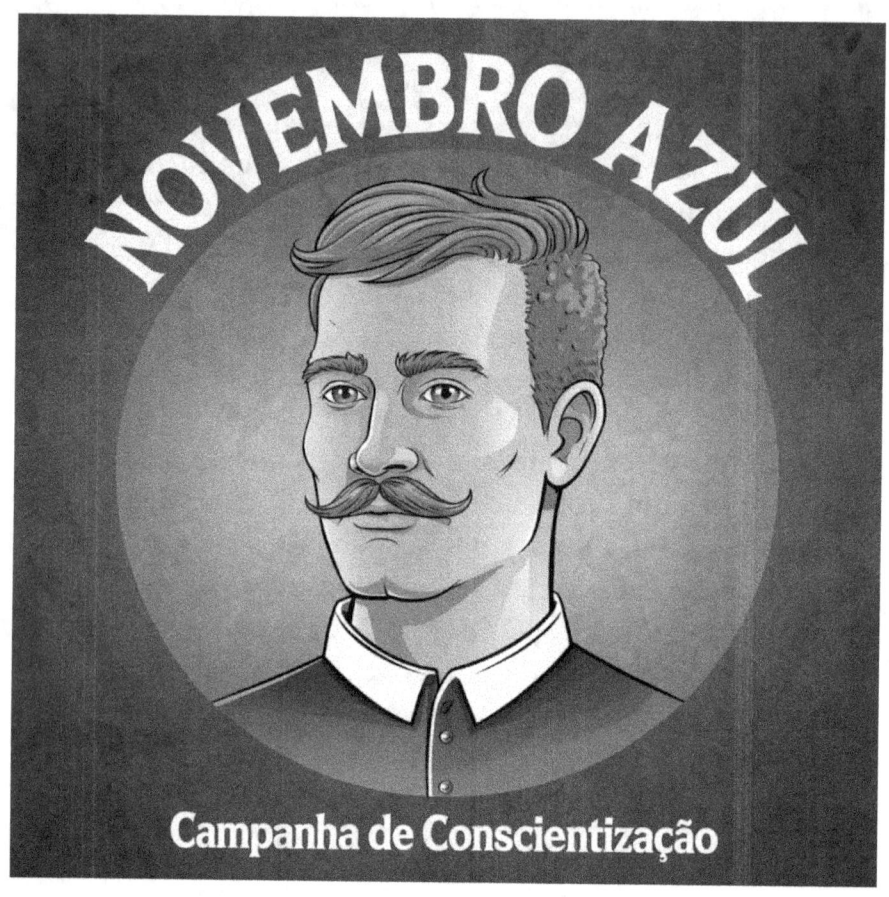

ESPERANÇA E INOVAÇÃO: A IMUNOTERAPIA BRASILEIRA CONTRA O CÂNCER DE PRÓSTATA

No coração da luta contra o câncer de próstata, uma notícia surge como alívio e esperança para homens e suas famílias ao redor do mundo. Pesquisadores brasileiros, dedicados e inspirados, têm trabalhado para desenvolver uma vacina inovadora que pode não apenas tratar o câncer, mas também prevenir a sua recorrência[4]. Essa descoberta, que agora avança nos Estados Unidos, é fruto de uma medicina voltada para o ser humano, cuidando do corpo e respeitando a dignidade dada por Deus a cada vida.

Esta vacina terapêutica age de forma personalizada, extraindo células do próprio paciente para treinar o sistema imunológico a combater o câncer de próstata. Essa abordagem não é apenas um avanço científico, mas também um reflexo do cuidado divino que nos chama a valorizar cada parte do corpo que Deus criou. Em sua primeira fase de testes, a vacina foi autorizada para ensaios clínicos nos Estados Unidos pela FDA, um passo significativo que valida a ciência brasileira em escala internacional e, mais que isso, renova a esperança para homens que enfrentam essa jornada. É fundamental, contudo, compreender que a ciência avança com passos cuidadosos. Os ensaios clínicos são longos e rigorosos para garantir a segurança e a eficácia do tratamento, e devemos acompanhar seu progresso com oração e paciência.

Esses ensaios terão duração de quase dois anos, envolvendo centenas de pacientes, e os resultados iniciais já são aguardados com expectativa. Aqui, é possível ver o potencial da ciência trabalhando em parceria com a fé, como a sabedoria dada por Deus que permite aos homens descobrirem novas curas e alcançarem novas soluções. Quando a pesquisa for aprovada também pela Anvisa no Brasil, ela poderá ser incorporada ao nosso sistema público de saúde, levando alívio e tratamento aos que mais precisam.

Além disso, os pesquisadores já estão ampliando as possibilidades, explorando o uso desta imunoterapia em

---

[4] https://valor.globo.com/brasil/noticia/2024/11/02/vacina-brasileira-para-cancer-de-prostata-e-aprovada-pela-agencia-reguladora-dos-eua-para-ensaios-clinicos.ghtml

outros tipos de câncer, como tumores gastrointestinais e pulmonares. Este é um verdadeiro sinal de esperança, pois nos lembra que, em Cristo, temos não só cura para a alma, mas também apoio e direção para buscar a cura do corpo.

O Senhor nos chama a ser bons mordomos de nossos corpos, cuidando e buscando o melhor para nossa saúde. Assim como podemos orar pela cura, também podemos nos beneficiar da ciência e dos tratamentos disponíveis. Este Novembro Azul nos convida a dar graças a Deus pela medicina e pelas vidas dedicadas à pesquisa, mas também a cuidar preventivamente de nossa saúde.

Esse novo tratamento nos lembra que, como cristãos, devemos valorizar a vida, enfrentar os desafios com fé e reconhecer as bênçãos divinas nas conquistas da ciência. É um convite a nos lembrar que Deus é o grande Médico e, ao mesmo tempo, nos chama a sermos bons mordomos de nossas vidas e da saúde que Ele nos concedeu.

GRÁFICO (ABAIXO): REDUÇÃO DA RECORRÊNCIA DE CÂNCER DE PRÓSTATA COM IMUNOTERAPIA

Este gráfico abaixo mostra uma redução significativa na taxa de recorrência do câncer de próstata:
- Antes da imunoterapia: A barra vermelha indica uma taxa de recorrência de 37%.
- Depois da imunoterapia: A barra verde mostra uma redução para 12% de recorrência.

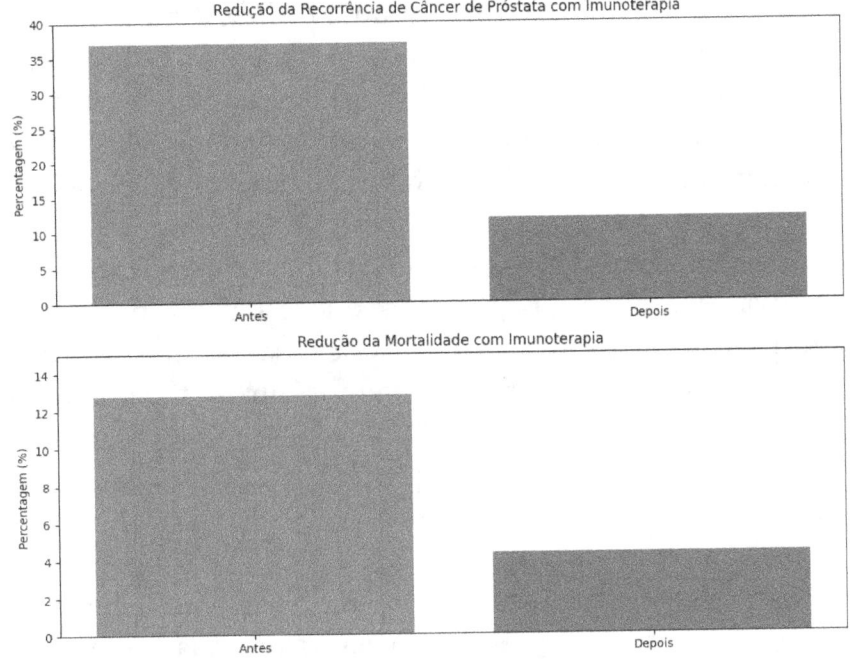

GRÁFICO (ACIMA): REDUÇÃO DA MORTALIDADE COM IMUNOTERAPIA

O segundo gráfico ilustra a diminuição na taxa de mortalidade:
- Antes da imunoterapia: A barra vermelha representa uma taxa de mortalidade de 12,8%.
- Depois da imunoterapia: A barra verde indica uma redução para 4,3% de mortalidade.

OLHANDO PARA O FUTURO DA SAÚDE MASCULINA E DA MEDICINA PREVENTIVA

Ao encerrarmos esta jornada de conscientização e fé, somos lembrados de que a medicina avança a cada dia, trazendo novas esperanças para a prevenção, tratamento e até mesmo a cura de doenças que antes eram vistas como inevitáveis. A ciência tem caminhado para um futuro em que diagnósticos serão mais precisos, tratamentos menos invasivos, e a cura se tornará uma realidade para muitos que enfrentam o câncer de próstata e outras enfermidades.

Como cristãos, somos chamados a acolher esses avanços com gratidão, reconhecendo a sabedoria que Deus concedeu à humanidade para desenvolver recursos que prolongam a vida e promovem o bem-estar. A tecnologia e a pesquisa médica abrem portas para que a prevenção se torne mais acessível e eficaz, permitindo que cada vez mais homens tomem decisões informadas e corajosas sobre sua saúde.

Olhando para o futuro, vemos um cenário em que a medicina e a fé andam lado a lado, onde tratamentos são integrados com apoio espiritual e comunidades de fé promovem o autocuidado como parte do compromisso com Deus e com o próximo. Que possamos orar para que esses avanços continuem, e que, à medida que a medicina avança, nosso entendimento sobre o valor da vida se aprofunde, inspirando-nos a viver de forma saudável, plena e comprometida com o propósito divino.

Este livro é apenas um começo. Que ele motive homens de fé a abraçarem a prevenção e a cuidarem do corpo como templo do Espírito Santo, não apenas para si mesmos, mas como um testemunho vivo da bondade e da sabedoria de Deus.

POSFÁCIO: MITOS E VERDADES SOBRE A SAÚDE DO HOMEM CRISTÃO

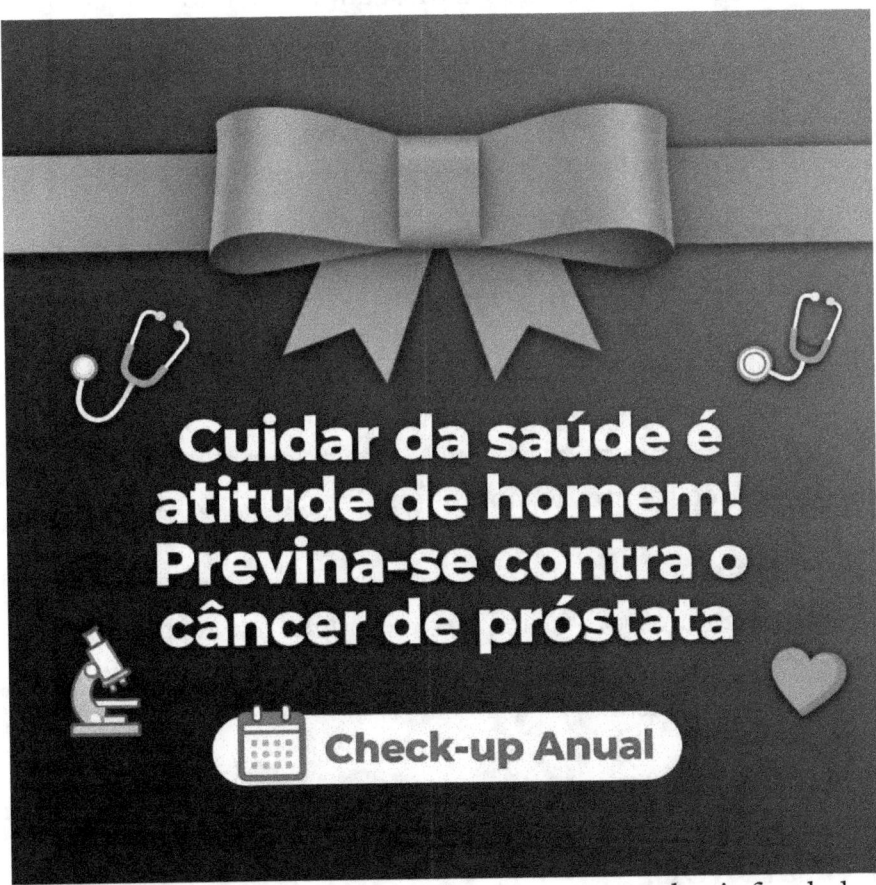

Muitas vezes, informações incorretas e medos infundados nos impedem de tomar as decisões mais sábias para nossa saúde. Vamos esclarecer alguns pontos com a verdade da ciência e a sabedoria da Palavra de Deus.

MITO 1: "O exame de toque retal é vergonhoso e afeta minha masculinidade."
VERDADE:

- **Médica:** O toque retal é um exame rápido, simples e indolor que permite ao médico sentir alterações na próstata que o exame de sangue (PSA) sozinho pode não identificar.
- **Bíblica:** A verdadeira masculinidade não se baseia no orgulho ou no vigor físico, mas em ser um filho amado de Deus, corajoso para agir com sabedoria e responsabilidade. Cuidar do corpo que Deus lhe deu é um ato de força e fé, não de fraqueza.

MITO 2: "Só preciso me preocupar com exames se tiver algum sintoma."
VERDADE:
- **Médica:** O câncer de próstata em estágio inicial pode não apresentar nenhum sintoma evidente. É justamente por isso que a detecção precoce, antes do aparecimento de sinais, é tão crucial para aumentar as chances de cura.
- **Bíblica:** As Escrituras nos ensinam a sermos prudentes e a antecipar o perigo. (Provérbios 22:3). Agir preventivamente é aplicar a sabedoria que Deus nos concede.

MITO 3: "Receber o diagnóstico de câncer de próstata é uma sentença de morte."
VERDADE:
- **Médica:** Pelo contrário, o câncer de próstata tem um alto índice de sucesso no tratamento, principalmente quando diagnosticado precocemente.
- **Bíblica:** Mesmo diante de um diagnóstico que gera medo, nossa esperança não é abalada, pois sabemos que Deus é nosso "refúgio e fortaleza, socorro bem presente na angústia" (Salmos 46:1). A jornada pode ser desafiadora, mas não a enfrentamos sozinhos.

MITO 4: "Fazer exames preventivos é um sinal de falta de fé na cura de Deus."
VERDADE:
- **Médica:** A ciência e a medicina são dádivas que Deus permitiu ao homem desenvolver para a preservação da vida e o bem-estar.
- **Bíblica:** O autocuidado não é falta de fé; é uma expressão de uma fé madura e responsável. Cuidar do corpo é um ato de adoração e boa mordomia do templo do Espírito Santo que nos foi confiado. Fé e cuidado andam juntos, conforme Jesus declarou em **Mateus 9:12:** "Jesus, porém, ouvindo, disse-lhes: Não necessitam de médico os sãos, mas, sim, os doentes."

APÊNDICE: GUIA PRÁTICO – COMO SUA IGREJA PODE ABRAÇAR O NOVEMBRO AZUL

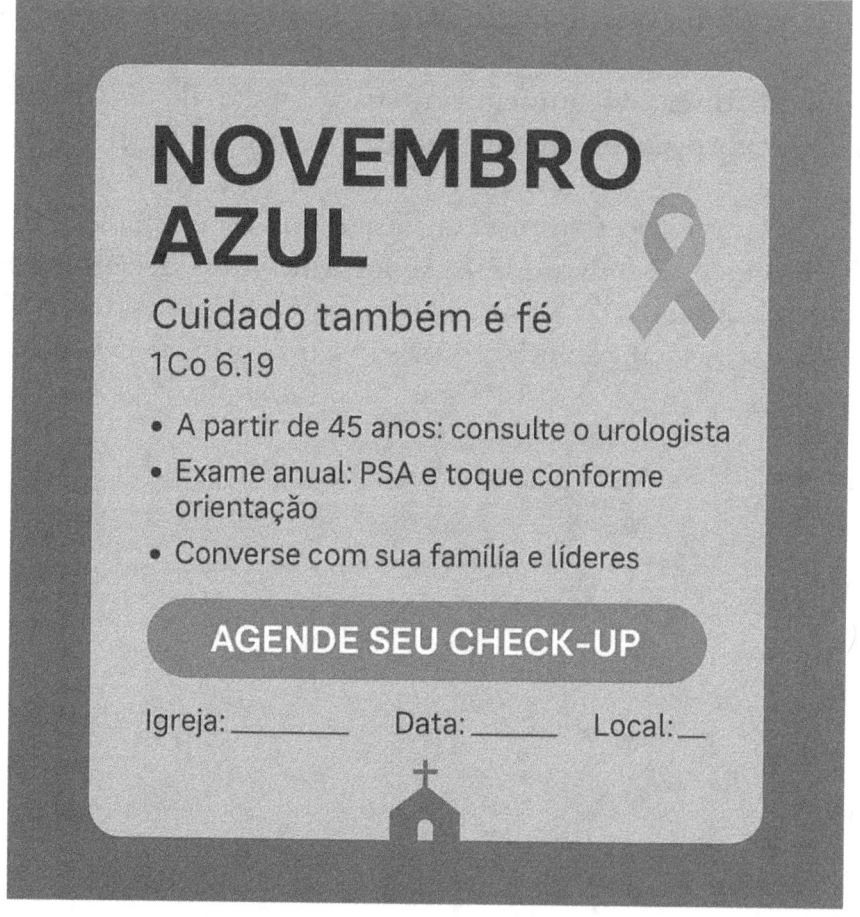

A igreja é um hospital para a alma, mas também deve ser uma promotora da saúde integral (corpo, alma e espírito). O Novembro Azul é uma oportunidade estratégica para que pastores e líderes demonstrem cuidado prático pela vida dos homens da congregação e da comunidade.

1. O Púlpito como Plataforma de Conscientização

Dedique um ou mais domingos de novembro para abordar o tema, conectando-o às Escrituras.
- **Ideias de Sermões:**
    - **"Mordomos do Templo: Cuidando do Corpo que Deus nos Deu"** (Base: 1 Coríntios 6:19-20). Foco na responsabilidade espiritual de cuidar da saúde física.
    - **"A Sabedoria que Salva: Prudência e Detecção Precoce"** (Base: Provérbios 22:3, 27:12). Apresente o cuidado preventivo como um ato de sabedoria e fé, não de medo.
    - **"Vencendo o Gigante do Medo"** (Base: 2 Timóteo 1:7). Aborde diretamente as barreiras emocionais e culturais que impedem os homens de se cuidarem.

2. Eventos que Edificam e Informam

- **Café da Manhã para Homens:** Organize um evento especial com um café da manhã robusto. Convide um médico ou profissional de saúde cristão da igreja ou comunidade para dar uma palestra curta e objetiva, seguida de um tempo para perguntas e respostas.
- **Roda de Conversa:** Crie um ambiente seguro e informal para que os homens possam conversar. Um líder pode mediar com perguntas como: "Quais são as maiores barreiras que nos impedem de ir ao médico?" ou "Como podemos apoiar uns aos outros na jornada da saúde?".
- **Palestra para Casais:** O tema da saúde masculina afeta toda a família. Promova uma palestra para casais, focando em como a esposa pode ser uma aliada e apoiadora nesse processo.

3. Comunicação Clara e Acessível

- **Boletim Dominical e Mural:** Crie um pequeno informativo com dados-chave sobre o câncer de

próstata e versículos de encorajamento.
- **Redes Sociais e Grupos de WhatsApp:** Publique cards informativos durante o mês.
    - *Exemplo de post:* "Neste Novembro Azul, lembramos a todos os homens da nossa igreja: cuidar da saúde é um ato de fé! 'O prudente vê o perigo e esconde-se' (Pv 22:3). Já agendou seu check-up anual? #NovembroAzul #SaudeDoHomemCristao #IgrejaQueCuida"

Quadro-Resumo de Versículos

Texto-chave	Versículo
Exortação	1 Tessalonicenses 5:11
Mandamento	Marcos 12:31
Instrução	Colossenses 3:16
Requisição	Tiago 5:16

REFERÊNCIAS

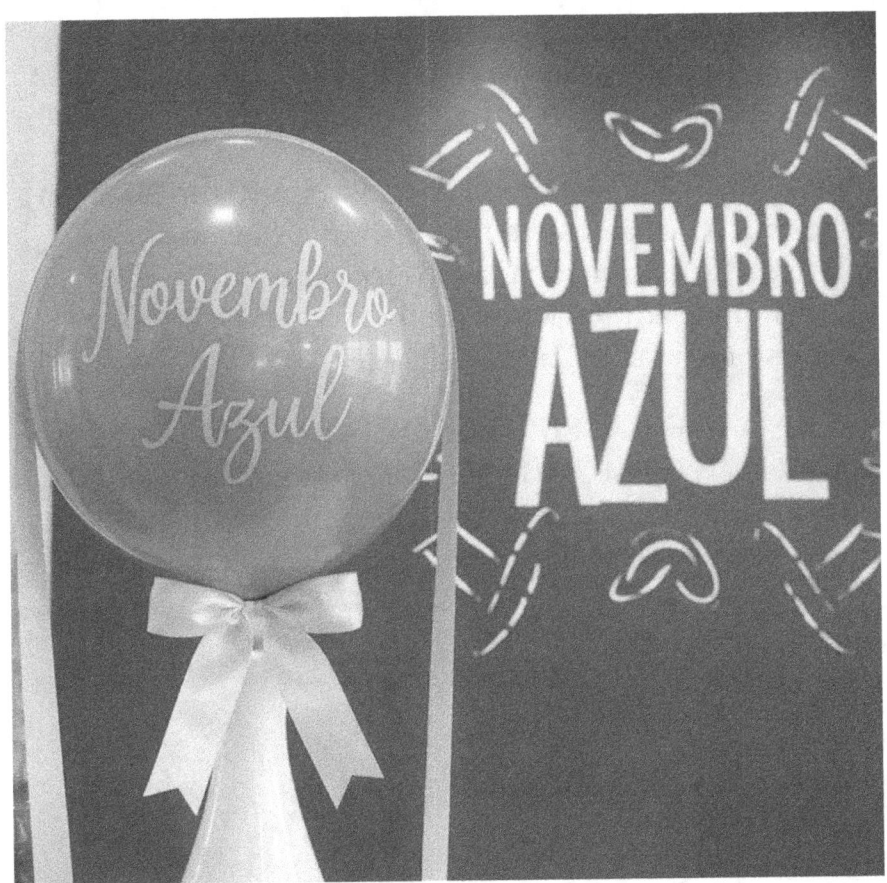

BRASIL. Ministério da Saúde. Novembro Azul: mês mundial de combate ao câncer de próstata. Biblioteca Virtual em Saúde, 2023. Disponível em: https://bvsms.saude.gov.br/novembro-azul-mes-mundial-de-combate-ao-cancer-de-prostata/. Acesso em: 13 nov. 2024.

INSTITUTO LADO A LADO PELA VIDA. História da Campanha Novembro Azul. 2022. Disponível em: https://www.novembroazul.com.br/novembro-azul/acampanha/. Acesso em: 13 nov. 2024.

MODESTO, A. A. D. et al. Um novembro não tão azul: debatendo rastreamento de câncer de próstata e saúde do homem. Interface - Comunicação, Saúde, Educação, v. 22, n. 64, p. 251-262, 2018.

OLGUIN, P. R.; VELOSO, A. C. R. Novembro Azul – a importância da campanha frente aos questionamentos acerca da (In)eficácia do diagnóstico precoce. Brazilian Journal of Health Review, Curitiba, v. 5, n. 3, p. 10099-10107, maio/jun. 2022.

SOCIEDADE BRASILEIRA DE MEDICINA DE FAMÍLIA E COMUNIDADE. Posicionamento sobre o rastreamento do câncer de próstata. 2015. Disponível em: https://www.sbmfc.org.br/noticias/posicionamento-sobre-o-rastreamento-do-cancer-de-prostata/. Acesso em: 13 nov. 2024.

OUTRAS OBRAS

SETEMBRO AMARELO
ESPERANÇA E VIDA À LUZ DA BÍBLIA

Guia pastoral para acolhimento, prevenção e esperança

JAIR LIMA

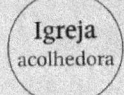
Igreja acolhedora

LIMA EDITORA DO BRASIL

Você Está Pronto Para um Farol de Esperança?

Em um mundo onde batalhas silenciosas são travadas no íntimo da alma, e onde temas como depressão e ansiedade ainda são cercados de tabus, surge uma obra essencial para a igreja contemporânea.

"Setembro Amarelo: Esperança e Vida à Luz da Bíblia", do Pr. Jair Lima, não é apenas um livro; é um manual de resgate, uma ferramenta de compaixão e um guia prático para salvar vidas.

Por que este livro é indispensável para você?

Escrito por um pastor sênior da Assembleia de Deus de Três Coroas, esta obra constrói uma ponte poderosa entre a sabedoria eterna das Escrituras e os desafios urgentes da saúde mental.

Dentro destas páginas, você encontrará:

* Respostas Bíblicas para Dores Reais: Descubra como Deus cuidou de gigantes da fé como Elias, Jó e Davi em seus momentos de mais profunda angústia. Entenda as lições deixadas pelas histórias trágicas de Aitofel e Judas, transformando advertências bíblicas em sabedoria para hoje.

* Um Manual Prático para a Igreja Acolhedora: Aprenda a quebrar o silêncio e a agir. O livro oferece um passo a passo sobre como conversar com alguém em risco, as palavras que curam e as que ferem, e como identificar os sinais de alerta que não podem ser ignorados.

* Fé e Ciência em Harmonia: Abandone a ideia de que depressão é "falta de fé". Pr. Jair Lima desmistifica a ajuda profissional, mostrando como a terapia, a medicação e o cuidado pastoral podem caminhar juntos como parte da provisão de Deus para a cura integral.

* Iniciativas que Funcionam: Inspire-se com o "Café com Vida", um projeto real e bem-sucedido que transformou a igreja que o autor preside em um refúgio de esperança, ajudando centenas de pessoas a redescobrirem o valor da vida.

* Testemunhos de Superação: Emocione-se e fortaleça sua fé com histórias reais e inspiradoras de pessoas que saíram do abismo da depressão para uma vida de propósito e paz em Cristo.

Para quem é este livro?

* Para você, que talvez enfrente uma luta silenciosa e precisa saber que não está sozinho.

* Para líderes, pastores e obreiros que desejam equipar suas igrejas para serem verdadeiros hospitais para a alma.

* Para pais, filhos e amigos que anseiam ajudar um ente querido, mas não sabem por onde começar.

* Para todos que acreditam que a igreja é chamada para "levar os fardos pesados uns dos outros" (Gálatas 6:2) e ser luz na escuridão.

Não espere mais para ter em mãos esta ferramenta vital. Adquira já "Setembro Amarelo: Esperança e Vida à Luz da Bíblia" e junte-se a este movimento de amor, acolhimento e esperança. Transforme sua vida e sua comunidade. Seja a resposta de oração de alguém hoje.

SOBRE O AUTOR

Jair Lima é um escritor cristão dedicado a explorar e compartilhar a fé através de suas obras. Com uma vasta experiência em temas teológicos e um profundo compromisso com a Palavra de Deus, busca inspirar e fortalecer a fé dos leitores. Casado a mais de 25 anos com Carina Lima, é palestrante sobre temas cristãos.

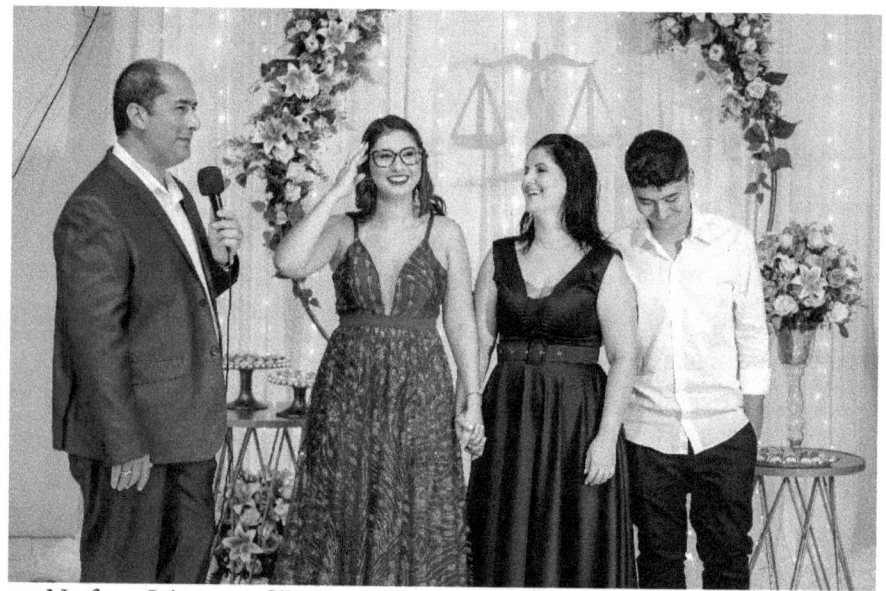

Na foto: Jair, a sua filha Rayssa, a sua esposa Carina e o seu filho Raysson

Jair Lima. Pastor Sênior da Assembleia de Deus de Três Coroas. Escritor. Membro da Academia de Letras dos Municípios do RS. Membro do IBDR. Membro da CGADB. Conselheiro da CIEPADERGS. Graduado em Redes de Computadores (2014), Pós-Graduado em Governança de TI (2015), Pós-graduado em Tecnologia Google for Education (2019), Pós-graduado em Investigação Forense e Perícia Criminal (2021), MBA em Contabilidade Empresarial

(2022), Especialista em Teologia (2024), MBA em Design Thinking (2025), Especialista em Direito Religioso (2025), Derecho y Religión por la Universidad Autónoma de Madrid (España 2025), Email jairslima@gmail.com

www.ingramcontent.com/pod-product-compliance
Lightning Source LLC
Chambersburg PA
CBHW070258220526
45465CB00004B/1659